La nouvelle
révolution
diététique

Données de catalogage avant publication (Canada)

Larocque, Maurice, D^r

La nouvelle révolution diététique: mangez mieux pour vivre mieux et plus longtemps

(Collection Alimentation)

ISBN 2-7640-0420-6

1. Diététique. 2. Alimentation. 3. Régimes alimentaires. 4. Cuisine santé. I. Larose, Dominic. II. Titre. III. Collection.

RA784.L37 2001   613.2   C2001-940425-5

LES ÉDITIONS QUEBECOR
7, chemin Bates
Bureau 100
Outremont (Québec)
H2V 1A6
Téléphone: (514) 270-1746

© 2001, Les Éditions Quebecor
Bibliothèque nationale du Québec
Bibliothèque nationale du Canada
ISBN 2-7640-0420-6

Éditeur: Jacques Simard
Coordonnatrice de la production: Dianne Rioux
Conception de la couverture: Bernard Langlois
Illustration de la couverture: The Image Bank
Révision: Sylvie Massariol
Correction: Francine St-Jean
Infographie: Composition Monika, Québec

Nous reconnaissons l'aide financière du gouvernement du Canada par l'entremise du Programme d'Aide au Développement de l'Industrie de l'Édition pour nos activités d'édition.

Gouvernement du Québec – Programme de crédit d'impôt pour l'édition de livres – Gestion SODEC.

La nouvelle
révolution
diététique

Dr MAURICE LAROCQUE
avec la collaboration du Dr Dominic Larose

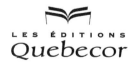

LES ÉDITIONS
Quebecor

Table des matières

Remerciements 11

Pour mieux connaître les auteurs 11

Introduction
Comment s'y reconnaître?. 13

PREMIÈRE PARTIE
LA RÉVOLUTION DIÉTÉTIQUE

Chapitre 1
Nouvelle découverte: le sucre peut être plus
dangereux que le gras 17

Position erronée des experts. 17

Le vrai coupable: l'hyperinsulinémie 18

Ce n'est pas une question de volonté 18

La nutrition va-t-elle connaître sa révolution?. . 19

En pleine révolution. 21

Quelques objections 22

Les nouvelles recommandations 22

En résumé 24

Chapitre 2
Pour mieux comprendre 25

Les différents types de glucides 25

L'index glycémique 26

L'insuline qui tue 27

Le mécanisme d'action. 28
Le syndrome métabolique 29
L'hypoglycémie 30
Les substituts de sucre 30

Chapitre 3
La méthode personnalisée 33
Votre besoin en calories 33
Votre besoin en protéines 34
Votre besoin en glucides. 35
Votre besoin en gras 36

Chapitre 4
Vitamines, minéraux, antioxydants
et phytonutriments 39
Faut-il prendre des suppléments? 40
La thèse des antioxydants 41
La vitamine C. 41
L'homocystéine et les vitamines du groupe B . . 43
La vitamine A et les caroténoïdes. 45
La vitamine E (tocophérol) 48
Le calcium 49
Le magnésium 50
Le sélénium 51
Physician's Health Study II. 51
L'heure de la décision: choisir un supplément
vitaminique 52

Chapitre 5
Les gras de type oméga: les bons gras 57
Oméga-3 et maladies du cœur. 58
Oméga-3 et cancer 59
Oméga-3 et arthrite 60
Oméga-3 et santé mentale 60
Oméga-3 et régime amaigrissant 61
Comment obtenir suffisamment d'oméga-3? . . 61

DEUXIÈME PARTIE
RECETTES SANS FAIM

Les viandes   71

La volaille 126

Les poissons et les fruits de mer 161

Les légumes. 191

Les trempettes. 218

Les salades. 219

Les pâtes 233

Les œufs et les omelettes. 238

Les quiches 249

Les desserts 255

Divers 260

Index des recettes 267

Remerciements

Tous nos remerciements pour leur précieuse collaboration à Johanne Vachon, directrice des cliniques Maurice Larocque et associés (1490, rue Sherbrooke Ouest, Montréal H3G 1L3 et 4335, rue de Verdun, Verdun H4G 1L6) et à Murielle Chauviteau, adjointe de direction pour Maurice Larocque et associés.

Nous tenons aussi à remercier particulièrement Andrea Rubin, étudiante en nutrition à l'Université McGill, pour ses excellentes recettes.

Pour mieux connaître les auteurs

Le docteur Maurice Larocque, qui exerce la médecine depuis 1970, s'intéresse particulièrement au traitement de l'obésité depuis plus de 25 ans. Il est l'instigateur du POIDS MENTAL, un concept révolutionnaire dans le traitement de l'obésité. Auteur de sept livres (entre autres les best-sellers *Maigrir par la motivation, Maigrir par le subconscient, Maigrir par le contrôle des émotions, Maigrir au jour le jour en 3 semaines* et *Le poids mental*.) et de huit programmes audio concernant la programmation mentale, il est reconnu mondialement dans son domaine. Il est d'ailleurs fréquemment invité à présenter le résultat de ses nombreuses recherches à diverses conférences tenues un peu partout dans le monde. Considéré comme une sommité par ses pairs, le docteur Larocque est membre de la New York Academy of Science, de l'American Sports Medicine Association, de l'American Society of Bariatric Physicians (ASBP) et de la North American Association for Study of Obesity (NAASO); depuis

1982, il est président de l'Association des médecins traitant l'obésité (AMTO).

Le docteur Dominic Larose exerce la médecine depuis 1981. Il a d'abord fait une carrière remarquée dans le domaine de la médecine d'urgence. Il a écrit plusieurs articles dans des revues médicales, a donné des conférences dans des congrès scientifiques et a été engagé comme expert pour le bureau du coroner. Il a également fait de la recherche clinique et a publié ses conclusions dans des périodiques de calibre international. Le docteur Larose a aussi été professeur adjoint à la faculté de médecine de l'Université de Sherbrooke. Depuis 1994, il s'intéresse spécialement aux répercussions de la nutrition sur les maladies et au traitement de l'obésité à l'aide de la méthode du docteur Larocque. Il est membre de la North American Society for the Study of Obesity, de l'International Society for the Study of Fatty Acids and Lipids et il est vice-président de l'AMTO.

Introduction

Comment s'y reconnaître?

Dans le domaine de la nutrition, de l'amaigrissement ou de la santé, il ne se passe pas une semaine sans qu'une information ou une publicité vienne contredire la précédente. Qui dit vrai?

Au moment où de plus en plus de personnes prennent conscience de l'importance d'une bonne alimentation pour vivre mince et en santé, les arnaqueurs de tout acabit s'en donnent à cœur joie pour faire miroiter le produit, l'aliment ou la méthode miracles. L'argent est le moteur de la guerre et justifie tous les mensonges. Il semble même que plus le mensonge est gros, plus il a de chance d'être cru. La plupart des gens qui souffrent en raison de leur excès de poids ou de leur santé précaire sont prêts à tout pour changer leur situation et sont, de ce fait, des victimes potentielles faciles.

Encore plus déconcertant: les messages souvent contradictoires de scientifiques, de médecins ou de professionnels de la santé. Chacun aurait une recette infaillible! De fait, le message officiel des autorités évolue et se modifie rapidement. Par exemple, tout récemment, il était recommandé de manger de la margarine pour prévenir les maladies cardiovasculaires; le beurre et les autres gras étaient bannis. Nous savons maintenant que la margarine hydrogénée est aussi, sinon plus, néfaste pour la santé que le beurre.

En fait, nous sommes en plein cœur d'une nouvelle révolution diététique. La nouvelle cible: le sucre, même celui contenu dans le pain ou les pâtes, qui a pourtant bonne réputation.

Les dernières recherches nous portent à croire qu'il serait plus dommageable pour la santé que les gras.

Par ailleurs, les autorités officielles en matière de nutrition ont toujours affirmé qu'avec une bonne alimentation variée, il n'était pas justifié de prendre des suppléments alimentaires. Or, les études récentes, en particulier celles qui ont trait aux anti-oxydants, montrent le contraire.

Alors, qui dit vrai? Eh bien... vous pouvez croire qui vous voulez. Sachez cependant que les informations véhiculées dans ce livre sont le fruit d'une expérience longue de 30 ans dans le domaine de la nutrition et de l'amaigrissement; elles reposent sur les découvertes les plus récentes, qui bouleversent toutes nos croyances passées.

Les milliers de témoignages que nous avons reçus nous ont amenés à écrire ce livre afin de faire partager avec le plus grand nombre de gens possible les principes d'une saine alimentation, gage d'une bonne santé. Les conseils que vous y trouverez vous aideront à réduire considérablement les risques de maladies cardiovasculaires, de diabète et de cancer. Vous verrez, la prévention a bien meilleur goût! Elle vous permettra de prendre plaisir à bien manger sans jamais ressentir une faim incontrôlable.

Le plus extraordinaire, c'est que les recommandations à incorporer à votre nouvelle façon de vivre – il n'y en a que quatre – sont simples, très faciles à mettre en pratique et extrê-mement efficaces. Oui! seulement quatre conseils pour être mince et en bonne santé. De plus, les recettes que nous vous proposons respectent toutes les critères diététiques des nou-velles normes scientifiques que nous vous recommandons.

Bonne lecture, bon appétit et bonne santé!

PREMIÈRE PARTIE

La révolution diététique

Chapitre 1

Nouvelle découverte:
le sucre peut être plus dangereux
que le gras[*]

Voici ce que j'écrivais dans le bulletin *Motivation Santé* de février 1998:

Position erronée des experts

Le credo actuel des autorités dans le domaine de la nutrition est de promouvoir un régime très élevé en hydrates de carbone (sucres à assimilation lente) principalement contenus dans le pain et les céréales à grains entiers, les fruits, les légumes et les légumineuses.

Cette position des scientifiques découle du résultat de leurs recherches, qui détermine le gras, surtout le gras animal, comme étant le grand responsable de plusieurs problèmes de santé, dont les maladies cardiovasculaires. Or, comme nos sources de protéines sont souvent aussi riches en gras (par exemple, la viande de bœuf), il n'en fallut pas plus pour sauter aux conclusions et recommander de diminuer la consommation de viande. J'appelle ça jeter le bébé avec l'eau du bain. Comme il faut bien manger quelque chose, on a proposé d'augmenter l'ingestion des hydrates de carbone, qui sont, une fois digérés, des sucres dans le sang.

---

[*]   Les chapitres 1 à 3 sont écrits par le docteur Larocque.

Le vrai coupable: l'hyperinsulinémie

L'expérience m'a montré qu'un très grand nombre de personnes qui suivent un régime à haute teneur en hydrates de carbone ont souvent très faim à peine quelques heures après avoir mangé; elles manquent d'énergie et arrivent difficilement à maigrir et à maintenir leur poids. Les dernières découvertes nous ont permis de cerner un surplus d'**insuline inefficace** dans le sang; ce serait le grand responsable du surpoids. Une étude américaine récente, publiée en 1997, nous confirme cette observation. *La consommation d'hydrates de carbone chez des sujets en bonne santé issus de parents diabétiques stimule d'une façon aiguë la production d'insuline, qui ouvre à son tour l'appétit (mécanisme encore inconnu, non nécessairement lié à l'hypoglycémie) et fait engraisser.*

Ce n'est pas une question de volonté

Nous savons aussi que ce sont les protéines qui sont les plus efficaces pour diminuer l'appétit et créer un effet de satiété pendant au moins 4 heures. Si vous souffrez d'un problème d'excès de poids, de fringale de sucre, de fatigue et de changement d'humeur que vous n'arrivez pas à expliquer, ou si vous avez des antécédents familiaux de diabète, il vous faut absolument éviter tous les sucres raffinés, bien répartir en plusieurs petites portions les hydrates de carbone et les prendre avec une source de protéines. Ce n'est pas votre volonté qui fait défaut, c'est une question de métabolisme.

Voici quelques conseils généraux pour bien vous alimenter:

- Prenez au moins **3 repas** par jour avec un **intervalle maximal de 4 heures**. Certaines personnes très sensibles au sucre peuvent avoir besoin de manger aux 3 heures;
- Incluez à **chaque repas** une source de **protéines** (viande très maigre, poisson, poulet sans peau, blancs d'œuf, produits laitiers sans gras, légumineuses ou suppléments protéinés);
- **Évitez** systématiquement tous les **sucres raffinés;**

- Faites **attention** aux autres hydrates de carbone (ex.: pain, pâtes, fruits): prenez-les en petites quantités et préférablement en même temps qu'une source de protéines;
- Consommez davantage de **fibres alimentaires**.

Il existe deux sortes de fibres alimentaires: solubles et insolubles. Chacune joue, à sa façon, un rôle important dans le maintien d'une bonne santé. Les fibres solubles en association avec un régime faible en gras aident tout particulièrement à diminuer le taux de cholestérol sanguin chez les personnes qui souffrent d'hypercholestérolémie et à diminuer le taux de sucre dans le sang. L'orge, le pamplemousse, l'artichaut et le son d'avoine en sont de bonnes sources, de même que les laxatifs à base de psyllium (Metamucil^MD), les fruits, les légumes ct les légumineuses.

* * *

Voici maintenant ce que j'écrivais un an et demi plus tard pour faire suite aux révélations, en décembre 1998, du professeur Walter Willett de l'école de santé publique de l'Université Harvard.

La nutrition va-t-elle connaître sa révolution?

Les directives nutritionnelles données par nos experts au cours des dernières années étaient-elles fausses? Il semble que **oui**.

Alors qu'on recommandait de couper de l'alimentation tous les gras possibles afin d'éviter les maladies cardiovasculaires, voilà que les premiers résultats de deux études américaines importantes font le lien entre les **maladies dites de civilisation** et la consommation de **sucres**, à savoir le sucre blanc raffiné contenu dans les confiseries et les boissons gazeuses, de même que le sucre inclus dans les aliments «sains» comme le **pain** ou les **pâtes**.

Le professeur Walter Willett de l'Université Harvard dirige deux enquêtes qui cumulent depuis 12 ans des données sur 120 000 professionnels de la santé. Sa mission? Découvrir les facteurs nutritionnels susceptibles de faire reculer l'épidémie de maladies chroniques, de cancers, de maladies cardiovasculaires, de cas de diabète et d'obésité.

«Je crois que nous avons la réponse, dit-il. Les sucres à absorption rapide comme ceux fournis par les pommes de terre, le pain blanc, les pâtes, le riz et les sucres raffinés, peuvent être reliés aux maladies cardiaques. [...]

«Nos découvertes nous amènent à conclure que l'insuline est responsable de cette condition. Plus une personne est résistante à l'insuline, plus les sucres sont néfastes pour elle.»

Après avoir analysé le comportement alimentaire de 915 diabétiques, on a constaté que le risque de diabète augmentait de 50 % chez ceux qui consommaient le plus d'aliments sucrés absorbés rapidement. Ces études ont également fait ressortir un effet protecteur: les **fibres** des céréales diminueraient le diabète de 30 %. Lorsque les deux conditions néfastes sont réunies: sucres à absorption rapide et faible consommation de fibres, le risque de diabète est multiplié par 2,17 chez les hommes et par 2,5 chez les femmes.

Autres conclusions: les graisses ne sont pas les principales responsables du diabète ni du risque accru des cancers du côlon et du sein. En effet, un an plus tôt, Walter Willett résumait ses recherches sur le sujet: «À la place, nous avons fait une découverte inquiétante. Lorsque la consommation de graisses était très basse, le risque de cancer du sein était deux fois plus élevé. Ces résultats nous ont incités à nous poser des questions sur notre alimentation occidentale, riche en glucides raffinés.»

Je partage totalement les conclusions du professeur Willett. Mon expérience des 30 dernières années auprès de milliers de patients et de patientes confirme la justesse de ses propos et le bien-fondé de nos interventions alimentaires pendant la perte et le maintien du poids.

Que penser des recommandations officielles?

Je crois que les recommandations nutritionnelles actuelles de consommer chaque jour de 6 à 11 portions de pain, de céréales, de riz et de pâtes sont erronées: elles favorisent les maladies cardiovasculaires et l'obésité.

Mais par quel mécanisme les glucides feraient-ils grossir? Après un repas riche en sucre, sous l'action de l'insuline, le taux de glucose (sucre) sanguin diminue excessivement, ce qui conduit à la fringale quelques heures plus tard et à une nouvelle consommation de sucre. De plus, mentionnons que l'insuline est une hormone engraissante.

En pleine révolution

Nous assistons à une véritable révolution nutritionnelle. Voici ce qu'en dit le professeur Willett: «J'entends des nutritionnistes soutenir que l'on ne peut pas devenir obèse en mangeant des glucides. C'est tout à fait absurde. [...] On peut devenir obèse avec un excès de calories. Et la plupart des calories alimentaires proviennent des glucides, pas des graisses. Aux États-Unis, la part des graisses dans l'alimentation a baissé, mais le nombre de calories consommées a augmenté parce que les gens consomment plus de glucides raffinés. Je pense que l'explosion de l'obésité aux États-Unis, comme ailleurs, est attribuable au fait que les gens sont persuadés qu'on ne peut pas grossir en mangeant des glucides.»

Pis encore, les graisses ont été tenues longtemps responsables de l'augmentation de maladies comme les cancers du côlon et du sein; or, l'analyse de multiples études épidémiologiques n'a pu prouver de risque accru de ces maladies avec une alimentation riche en graisses.

Aujourd'hui, de nombreuses recherches menées un peu partout dans le monde ont trait au rôle des glucides à absorption rapide dans notre alimentation et pointent l'insuline comme le responsable de nos maladies dites de civilisation, tout particulièrement le cancer du côlon.

Quelques objections

Certains mettent en doute les conclusions de ces études occidentales puisqu'en Asie, la consommation de riz blanc (glucide à absorption rapide) est très importante et que les Asiatiques ne présentent pas nos maladies dites de civilisation. Il semble toutefois que le paysan chinois tolère mieux les glucides à cause de différents facteurs:

- il mange peu de calories, est très mince, souvent même sous son poids santé;
- il consomme peu de matières grasses saturées et de viande rouge;
- il est beaucoup plus actif physiquement, travaillant au champ manuellement;
- il n'a pas de résistance à l'insuline.

En fait, le mode de vie de la plupart des Orientaux diffère totalement de celui des habitants de nos sociétés occidentales. En tant qu'Occidentaux, nous avons sûrement beaucoup à apprendre de leurs comportements.

Les nouvelles recommandations

Voici les recommandations – quatre principes simples – que je donnais à la suite de ces nouvelles observations:

1. Bougez davantage

Il est extrêmement important de faire un minimum d'exercice. Nous savons aujourd'hui que la pratique d'une activité physique, même légère, aide à prévenir la résistance à l'insuline et à l'hyperinsulinémie, responsable des maladies dites de civilisation. Quelle est l'activité idéale? C'est tout simplement celle que vous aimez faire, puisque vous avez le goût de la répéter.

La marche est, pour la plupart d'entre nous, l'activité la plus facile et la plus appropriée. Je vous conseille de commencer lentement et de respecter votre propre rythme. Quelques minutes par jour ou tous les deux jours peuvent faire l'affaire au début. Lorsque vous vous sentirez à l'aise avec ce rythme, augmentez de 5 minutes par séance sur une base hebdomadaire, pour en arriver à marcher 45 minutes par jour, cinq jours par semaine, à une vitesse qui provoque un léger essoufflement.

2. Remplacez les gras saturés

Des études très récentes ont montré que les graisses saturées stimulent la sécrétion d'insuline qui, à son tour, augmente le cholestérol sanguin et la formation de plaques dans les artères. Il est donc important de remplacer les graisses saturées, qui sont surtout d'origine animale – par exemple, la viande rouge, la charcuterie, la peau du poulet, les produits laitiers non écrémés, les matières grasses (beurre, mayonnaise, vinaigrettes) –, par des graisses mono- et polyinsaturées, qui sont d'origine végétale. À noter que «remplacer» ne veut pas dire s'abstenir en tout temps: une consommation raisonnable et occasionnelle ne saurait faire de tort.

Évitez aussi de consommer des acides gras *trans*, qui sont souvent contenus dans les margarines faites à partir d'huile végétale **hydrogénée**. Ces gras favorisent le durcissement des artères.

Les huiles de canola, de carthame, de maïs, de sésame, de soya, de tournesol, de lin et d'olive sont excellentes. Cependant, faites attention aux quantités, puisque toutes ces huiles contiennent autant de calories que les autres gras, soit 45 calories pour 5 ml (1 c. à thé). Surtout, **mangez du poisson, car il protège contre les maladies cardiovasculaires**.

3. Évitez les glucides à absorption rapide

Plusieurs chercheurs reprochent aux industriels d'avoir modifié les aliments par toutes sortes de techniques, entre autres le raffinage, de façon à augmenter leur taux de glucides à absorption rapide, tout en réduisant – voire en éliminant – leurs fibres, leurs vitamines et leurs sels minéraux naturels.

Évitez donc le sucre raffiné, les confiseries, les boissons gazeuses et les confitures. Prêtez attention au type de glucides que vous consommez. Choisissez ceux qui sont absorbés lentement. Le pain blanc, le riz blanc, les pommes de terre et les pâtes sont des glucides à absorption rapide qui stimulent l'insuline et doivent donc être pris avec très grande modération.

Choisissez toujours les aliments riches en fibres, aussi peu raffinés que possible.

Conseil important : prenez toujours les sucres rapides avec une source de protéines ou en fin de repas. Leur absorption sera ainsi grandement retardée, minimisant d'autant la sécrétion d'insuline.

4. Mangez une source de protéines aux 4 heures

Les protéines, qui sont le nutriment le plus efficace pour créer la satiété, coupent l'appétit pour une période d'au moins 4 heures chez la majorité des gens. De plus, elles stimulent très peu la sécrétion d'insuline. Les études ont montré que, lorsqu'on mange des protéines, spontanément l'appétit diminue, ce qui fait que l'on consomme moins de calories. Les meilleures sources de protéines sont les poissons, les légumineuses et les viandes blanches maigres. Si vous consommez une viande rouge, enlevez tout le gras visible.

Pour la majorité des femmes, il suffit de manger l'équivalent de 120 g (4 oz) de viande non cuite par repas ; pour les hommes, cette quantité passe à 150 g (5 oz). Les produits laitiers écrémés sont aussi une bonne source de protéines.

En résumé

Les découvertes récentes confirment l'importance de l'activité physique, d'une alimentation équilibrée, d'un poids santé. Bougez plus, mangez moins, évitez les gras saturés et les sucres, et consommez une source de protéines aux 4 heures. Si vous suivez ces recommandations, je vous promets que vous n'aurez plus de fringale de sucre ; surtout, vous atteindrez et maintiendrez facilement votre poids santé.

Chapitre 2

Pour mieux comprendre

Les différents types de glucides

Les glucides incluent les hydrates de carbone, que l'on trouve par exemple dans les pâtes alimentaires, et tous les sucres. Il existe deux sortes de glucides: à absorption rapide et à absorption lente. Ils constituent la principale source d'énergie du corps. Lorsqu'on les différencie selon leur structure chimique, les glucides sont dits:

- **simples:**
  - le glucose (sucre raffiné),
  - le fructose (sucre des fruits);
- **complexes:**
  - saccharose (sucre de betterave ou de canne à sucre),
  - lactose (sucre du lait),
  - maltose (sucre transformé de l'amidon).

Les plantes, grâce à l'énergie solaire, synthétisent des glucides: surtout du glucose, du fructose et du saccharose. Selon les fruits, les quantités de ces différents sucres varient, de même que leur mode et leur vitesse d'absorption, ce qui explique qu'ils aient un index glycémique différent.

Les graines, les tubercules et les racines convertissent ces glucides en amidon. Les céréales, les pommes de terre et le maïs sucré sont particulièrement riches en amidon. Leur transformation par le broyage et la cuisson augmentent leur digestibilité.

Les parois cellulaires des plantes renferment aussi des glucides, mais leur structure les rend extrêmement stables et difficiles à digérer. Ce sont les fibres alimentaires, qui freinent le passage du glucose dans le sang tout en accélérant le transit abdominal. Voilà pourquoi elles préviennent la constipation.

L'index glycémique

L'index glycémique (IG) – un terme à la mode présentement – est une mesure physiologique qui évalue le taux d'absorption des sucres contenus dans les aliments. Pour le mesurer, on procède comme suit: après avoir donné à un sujet un aliment contenant 50 g (près de 2 oz) de glucides, on évalue le taux de glucose sanguin toutes les 30 minutes pendant 3 heures. On compare ensuite la courbe avec celle d'un aliment de référence: le pain blanc. Plus l'index glycémique est bas, plus l'absorption du sucre dans le sang est lente; au contraire, plus l'index glycémique est élevé, plus l'absorption du sucre est rapide et plus le taux d'insuline sécrétée est élevé.

Les aliments riches en fibres ont un IG assez bas, alors que les aliments raffinés présentent un IG élevé. Lors d'un repas, l'IG d'un aliment est **modifié** par celui des **aliments** qui y sont **associés**. Par exemple, un plat de pâtes cuites à l'eau a un IG moins élevé lorsqu'il est pris avec une sauce contenant de la viande.

Le sucre blanc, lui, est fait de parts égales de glucose et de fructose. Or, le fructose influence beaucoup moins le taux de sucre sanguin que le glucose, ce qui donne un IG moins élevé qu'on pourrait le croire.

Index glycémique de quelques aliments

IG élevé : > 70	IG modéré : entre 40 et 70		IG bas : < 40
	Baguette	136	
	Riz instantané	128	
	Confiserie	114	
	Céréales de type Corn Flakes	110	
	Pomme de terre frite	107	
	Miel	104	
	Carottes	101	
	Pomme de terre en purée	100	
	Pain à blé entier	97	
	Boissons gazeuses	97	
	Barre de chocolat	97	
	Pomme de terre bouillie	93	
	Sucre blanc	92	
	Pizza au fromage	86	
	Pâtisserie	84	
	Riz blanc	83	
	Riz complet	78	
	Bananes	77	
	Jus d'orange	74	
	Oranges	63	
	Yogourt nature	51	
	Lentilles	42	
	Cerises	32	
	Cacahuètes	21	

Source : Rick Mendosa. *The G.I. Factor*, sur le site Internet http://www.mendosa.com/sources.htm

L'insuline qui tue

Comment se fait-il qu'une hormone qui a été découverte en 1922 par deux Canadiens, Frederick Banting et John McLeod, et qui a sauvé la vie de millions de diabétiques insulinodépendants dans le monde, soit maintenant pointée du doigt comme la grande responsable des maladies dites de civilisation ?

En fait, c'est dans les années 1940 qu'un certain docteur Himsworth a alerté la communauté médicale sur le rôle de l'insuline, de la résistance à l'insuline et de l'hyperinsulinémie comme responsable de l'obésité, de l'artériosclérose, du diabète de l'adulte et des maladies cardiaques. Pourtant, personne n'y a donné suite. Il aura fallu attendre près de 50 ans pour que cette mise en garde refasse surface. En effet, en 1988, le docteur Reaven a fait reconnaître ce phénomène par le monde médical. Aujourd'hui, on évalue que, chaque année, la **moitié des décès** survenant dans nos sociétés occidentales sont causés par un taux trop élevé d'insuline dans le sang.

Le mécanisme d'action

Les glucides ingérés sont absorbés par l'organisme et se retrouvent ainsi dans le sang. Le pancréas réagit immédiatement et se met à fabriquer de l'insuline, une hormone destinée à digérer les sucres en favorisant leur utilisation par les cellules qui s'en servent comme source d'énergie. Donc, un peu de sucre entraîne la sécrétion d'un peu d'insuline; beaucoup de sucre provoque des pics élevés d'insuline. Graduellement, au fur et à mesure que le sucre sanguin est digéré et qu'il diminue dans le sang, l'insuline diminue aussi. Lorsque le taux de sucre dans le sang vient trop bas, habituellement de 4 à 6 heures après un repas, la faim normale se manifeste et le cycle reprend.

Figure 1. Le mécanisme glucides-insuline

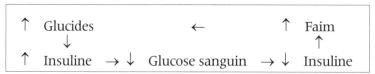

Toutefois, lorsque certaines conditions sont réunies, notamment la sédentarité, l'excès de poids, l'ingestion de gras saturés et l'hérédité, le cycle naturel est altéré. L'ingestion des glucides provoque alors une sécrétion d'insuline qui n'est plus efficace à digérer les sucres (résistance à l'insuline). Les cellules en manque d'énergie en réclament, et c'est la fringale de sucre.

Le résultat final est une accumulation élevée dans le sang d'insuline inefficace à digérer les sucres; c'est ce qu'on appelle l'**hyperinsulinémie**. Paradoxalement, en même temps, le taux de sucre sanguin est élevé; c'est ce qui cause le diabète et les complications du syndrome métabolique.

Figure 2. L'hyperinsulinémie

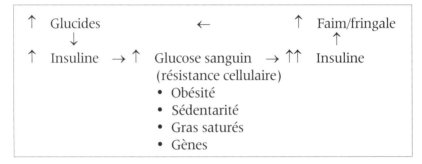

Le syndrome métabolique

Il y a à peine une dizaine d'années que nous reconnaissons ce syndrome, c'est-à-dire un ensemble de symptômes ou de maladies qui caractérisent un désordre métabolique causé par un excès d'insuline dans le sang. Un excès de poids principalement situé à l'abdomen, la haute pression artérielle, le diabète, un niveau élevé de cholestérol et de triglycérides dans le sang sont les symptômes principaux qui apparaissent dans un ordre non défini sur une période couvrant habituellement quelques années. Chemin faisant, les porteurs de ce syndrome développent une artériosclérose «galopante»; c'est le durcissement prématuré des artères.

Le grand responsable de cette affection est l'hyperinsulinémie secondaire à la résistance cellulaire à l'insuline. Et le seul traitement valable est une diète hypocalorique, très basse en glucides et riche en protéines. Grâce à cette diète, en moins de 48 heures, la résistance à l'insuline s'effondre et le taux de glucose sanguin diminue rapidement vers les valeurs normales. Mais attention aux médicaments! Ils donnent un sens de fausse sécurité et souvent empirent la situation à moyen terme.

Par ailleurs, en 1993, des chercheurs découvraient qu'un gène favoriserait l'apparition de ce syndrome. Si vous avez des antécédents familiaux de diabète de l'âge adulte, vous possédez probablement ce gène. Si vous conservez un poids santé, que vous faites régulièrement de l'activité physique et que vous suivez les recommandations que je vous ai données aux pages 22 à 24 du chapitre 1, vous ne souffrirez probablement jamais de ce triste syndrome, qui touche de plus en plus de gens dans notre société.

L'hypoglycémie

Si vous avez une fringale de sucre presque chaque jour aux mêmes heures, par exemple en fin d'après-midi, vous souffrez probablement d'hypoglycémie (taux de sucre sanguin trop bas). De même, si vous ressentez un coup de barre soudain, une fatigue excessive, un manque de concentration subit, que vous vous sentez impatient ou agressif, que vous tremblez des extrémités, que vous transpirez excessivement, et que ces symptômes semblent diminuer par la nourriture, vous souffrez probablement d'hypoglycémie.

Mais, rassurez-vous. L'hypoglycémie n'est que très rarement une maladie. C'est presque toujours une condition physiologique qui s'exprime chez des sujets génétiquement susceptibles ou qui ont de mauvaises habitudes alimentaires caractérisées par une trop forte consommation de sucre et des intervalles de plus de 4 heures entre les repas. L'insuline en est, encore une fois, la grande responsable. C'est pourquoi, le traitement de cette affection consiste à diminuer considérablement les sucres et à manger de préférence des aliments à bonne teneur en protéines à un intervalle régulier de 4 heures.

En fait, l'hyperinsulinémie et l'hypoglycémie ont le même traitement.

Les substituts de sucre

Que penser des édulcorants? Voilà un sujet bien controversé. En remplaçant le sucre raffiné, ces substances diminuent de façon importante le nombre de calories absorbées. C'est un avantage important. Cependant, nous devons constater que, depuis qu'ils sont sur le marché, il y a eu une progression alarmante des cas d'obésité et de diabète. Est-ce attribuable à un sentiment de fausse sécurité: «Comme je prends une boisson gazeuse diététique, je peux me permettre de manger deux hamburgers» ou à un mécanisme physiologique inconnu relié à l'usage abusif de ces substances? Nous n'avons pas encore de réponse à ce dilemme.

Le conseil que je vous donne compte tenu de l'état de nos recherches sur le sujet, c'est de faire un usage très modéré de ces édulcorants. Le corps a des mécanismes d'adaptation et de survie très puissants qui nous permettent de survivre tous les jours à des substances ou dans des conditions qui sont souvent hostiles. C'est l'excès qu'il faut bannir.

En diminuant l'usage des édulcorants, vous aurez aussi plus de facilité à perdre votre goût pour les aliments sucrés.

Chapitre 3

La méthode personnalisée

Les découvertes récentes dans le domaine de la nutrition confirment que manger d'une façon modérée, variée et équilibrée est le meilleur gage d'une bonne santé. Il n'y a pas d'aliments miracles ni d'aliments interdits. Si vous respectez les directives qui suivent, vous pourrez facilement personnaliser votre menu pour perdre votre excès de poids et maintenir votre poids santé.

Votre besoin en calories

Il est facile d'évaluer vos besoins caloriques approximatifs pour maintenir le poids que vous désirez.

Pour femmes

Voici la méthode de calcul, selon que vous êtes:

- *sédentaire* (vous ne faites pas d'activité physique): multipliez le poids désiré par 12 si vous le calculez en livres ou par 26 si vous le calculez en kilos;
- *active:* multipliez le poids désiré par 14 si vous le calculez en livres et par 30 si vous le calculez en kilos;
- *très active* (environ 1 heure par jour d'activité physique intense): multipliez le poids désiré par 16 si vous le calculez en livres et par 35 si vous le calculez en kilos.

Exemple: poids désiré: 60 kg, femme active; nombre de calories par jour nécessaire pour maintenir ce poids:
60 kg x 30 = 1 800 calories.

Pour hommes

Voici la méthode de calcul, selon que vous êtes:

* *sédentaire* (vous ne faites pas d'activité physique): multipliez le poids désiré par 14 si vous le calculez en livres et par 30 si vous le calculez en kilos;

* *actif:* multipliez le poids désiré par 16 si vous le calculez en livres et par 35 si vous le calculez en kilos;

* *très actif* (environ 1 heure par jour d'activité physique intense): multipliez le poids désiré par 18 si vous le calculez en livres et par 40 si vous le calculez en kilos.

Exemple: poids désiré: 80 kg, homme sédentaire; nombre de calories par jour nécessaire pour maintenir ce poids: 80 kg x 30 = 2 400 calories.

En faisant ces calculs, vous aurez une idée assez précise de vos besoins. Si votre poids augmente malgré le fait que vous respectez ce nombre de calories quotidien, c'est que vous surestimez probablement votre niveau d'activité physique ou que vous sous-estimez les portions de nourriture que vous consommez. Si vous perdez du poids, alors, au contraire, c'est probablement que vous sous-estimez votre niveau d'activité physique ou que vous surestimez la quantité de calories des portions de nourriture que vous consommez.

Bien sûr, cette méthode permet de tenir compte des particularités individuelles; ainsi, selon vos besoins, vous pouvez faire les ajustements nécessaires par tranche de 100 ou 200 calories par jour à partir de ce calcul.

Votre besoin en protéines

Comme nous l'avons vu, les protéines sont la pierre angulaire du contrôle de la faim. Elles doivent être consommées, selon la sensibilité de chaque individu, toutes les 4 ou 5 heures de façon à assurer la satiété.

Pour calculer votre besoin quotidien minimal en protéines, multipliez le poids désiré en kilos par 0,8. Pour convertir votre poids en livres vers les kilos, divisez-le par 2,2.

Exemple: poids désiré: 65 kg; nombre quotidien minimal de protéines pour être en bonne santé: 65 kg x 0,8 = 52 g.

Si vous faites de la musculation, vous pouvez consommer davantage de protéines (préférablement maigres), soit jusqu'à 1,5 g de protéines par kg de poids idéal (ce qui est presque le double des besoins d'une personne normale).

De même, si vous voulez maigrir, augmentez votre consommation de protéines jusqu'à concurrence de 1,5 g de protéines par kg de poids idéal pour un jeûne modifié d'épargne de protéines. Consultez un médecin expert dans ce genre de régime amaigrissant. N'entreprenez jamais une telle diète sans suivi médical compétent.

Votre besoin en glucides

Les glucides (sucres ou hydrates de carbone) sont nécessaires à une bonne santé et doivent fournir environ 50 % des calories totales. Cependant, évitez les sucres raffinés, favorisez les fibres alimentaires et, si vous êtes sensible à l'hypoglycémie ou aux fringales, consommez les glucides en même temps qu'une source de protéines.

N'oubliez pas qu'il y a des glucides (sucres) dans beaucoup d'aliments, entre autres le lait, les légumes, les fruits, le pain, les céréales, les pâtes et tous les féculents, les légumineuses et la plupart des produits alimentaires transformés. Vérifiez toujours les étiquettes à ce propos.

Pour calculer votre besoin quotidien en glucides, prenez le nombre de calories par jour nécessaire pour maintenir le poids désiré (en suivant la formule décrite dans la rubrique «Votre besoin en calories», à la page 33) et divisez-le par 8.

Exemple: femme active de 60 kg; besoin quotidien en glucides: 60 x 30 = 1 800 calories divisées par 8 = 225 g de glucides.

Afin de vous faciliter la tâche et de visualiser plus facilement le contenu en glucides des différents aliments, vous pouvez évaluer votre besoin en unités de sucre, la cuillère à thé (5 ml) étant la référence. Prenez le nombre de calories par jour nécessaire pour maintenir le poids désiré (en suivant la formule décrite dans la rubrique «Votre besoin en calories», à la page 33) et divisez-le par 32.

Exemple: femme active de 60 kg; besoin quotidien en glucides (en c. à thé de sucre): 60 x 30 = 1 800 calories divisées par 32 = 56 unités (c. à thé de sucre).

Votre besoin en gras

Nous savons aujourd'hui que le corps humain a besoin d'une certaine quantité de bon gras. Une personne en bonne santé peut inclure 30 % de gras dans le nombre total de calories qu'elle peut consommer quotidiennement. La qualité des gras est importante: il faut consommer peu de gras saturés et suffisamment de gras polyinsaturés d'origine végétale et non hydrogénés. Les acides gras essentiels de types oméga-3 et oméga-6 sont à privilégier.

Si vous souffrez d'une maladie cardiovasculaire, je vous conseille de consommer seulement 20 % et même 10 % de gras; cette restriction vous aidera à réduire l'artériosclérose (durcissement des artères).

Pour calculer votre besoin quotidien en gras (30 % des calories ingérées), prenez le nombre de calories nécessaire pour maintenir votre poids (en suivant la formule décrite dans la rubrique «Votre besoin en calories», à la page 33) et divisez-le par 30.

Exemple: homme actif de 80 kg; besoin quotidien en gras: 80 x 35 = 2 800 calories divisées par 30 = 93 g de gras.

Afin de vous faciliter la tâche et de vous aider à visualiser le contenu en gras des différents aliments, vous pouvez évaluer votre besoin en unités de gras, la cuillère à thé (5 ml) de beurre étant la référence. Prenez le nombre de calories par jour nécessaire pour maintenir votre poids (en suivant la formule décrite dans la rubrique «Votre besoin en calories», à la page 33) et divisez-le par 150 pour obtenir le nombre d'unités de gras (c. à thé de beurre) à ne pas dépasser par jour.

Exemple: homme actif de 80 kg; besoin quotidien en gras: 80 x 35 = 2 800 calories divisées par 150 = 18,5 unités de gras (c. à thé de beurre).

Chapitre 4

Vitamines, minéraux, antioxydants et phytonutriments[*]

Le corps humain est une merveilleuse machine aux rouages complexes. Chaque jour, les cellules de l'intestin, de la peau et de tous les organes vitaux doivent se renouveler. Pour cela, il leur faut tous les matériaux nécessaires, c'est-à-dire les protéines, les glucides et les lipides; ces nutriments doivent être fournis en quantité suffisante et apporter les calories indispensables à ce processus. D'autres éléments, non caloriques ceux-là, sont aussi requis dans ce renouvellement cellulaire; ce sont les vitamines et les minéraux.

On me demande parfois quelles vitamines sont les meilleures. Est-ce la vitamine C? la vitamine E? En réalité, chacune d'entre elles est importante. Comme je le mentionnais, le corps a besoin des vitamines, mais il ne peut les fabriquer lui-même. Il lui faut donc les obtenir de l'extérieur, par la nourriture ou les compléments alimentaires. Permettez-moi une comparaison pour illustrer l'importance de leur apport. Vous voulez bâtir une maison et vous avez tous les matériaux requis sauf... les clous! Sans ces éléments indispensables, vous ne réussirez pas à construire votre maison. Si vous n'avez que la moitié des clous nécessaires, alors vous pourrez bâtir votre demeure, mais elle sera moins solide et, de toute évidence, elle se détériorera rapidement.

---

[*]   Les chapitres 4 et 5 sont écrits par le docteur Larose.

C'est la même chose pour le corps humain. Une carence totale en l'une ou l'autre des vitamines est assez rapidement mortelle, mais c'est une situation qui se produit rarement. Cependant, la carence partielle d'une ou de plusieurs d'entre elles est une condition fréquente. Le pire, c'est que sa manifestation est sournoise: la personne carencée ressent alors une certaine faiblesse ici et là et présente à son insu un risque accru de maladies, comme une maison qui ne serait pas solide par manque de matériaux. Puis, au bout d'un certain temps, la maladie apparaît subitement, mais dans les faits, elle faisait ses ravages silencieusement depuis bien des années.

Un bon apport en vitamines, en minéraux, en antioxydants et en phytonutriments peut diminuer les risques:

- de maladies cardiaques;
- d'hypertension artérielle;
- de paralysie;
- de diabète;
- de cancer;
- d'ostéoporose.

Faut-il prendre des suppléments?

Auparavant, les experts affirmaient presque à l'unanimité que toute personne qui se nourrissait bien et qui n'était pas malade n'avait pas besoin de compléments alimentaires. Leurs affirmations se sont toutefois nuancées récemment. En effet, dans un éditorial publié dans la revue médicale la plus prestigieuse du monde, on recommandait de bien se nourrir *et* de prendre un complément de vitamines[1].

Il se peut même que des quantités accrues d'antioxydants, comme la vitamine C, la vitamine E, le sélénium, l'acide folique (vitamine B_9), puissent prévenir les maladies du cœur, certaines malformations congénitales, des problèmes de la vue (comme les cataractes et la dégénérescence maculaire) et même certains cancers. Saviez-vous que 50 % des cardiologues prennent eux-mêmes des suppléments de vitamines[2]?

La thèse des antioxydants

Les cellules du corps humain sont de formidables centrales d'énergie qui consomment de grandes quantités d'oxygène. Durant le processus, une substance toxique, le radical libre, se forme. Si un antioxydant ne le neutralise pas immédiatement, le radical libre attaque la molécule la plus proche. Celle-ci peut alors oxyder la membrane d'une cellule, transformer le cholestérol en sa forme toxique et même endommager le code génétique. On croit que l'ADN de chaque cellule du corps humain reçoit 10 000 de ces attaques chaque jour[3].

Pour contrer ces agressions, il existe un formidable arsenal de molécules antioxydantes et un système de réparation de l'ADN. Certains antioxydants sont produits dans le corps lui-même; c'est le cas du glutathion. D'autres doivent venir de l'extérieur et, en général, travaillent de concert avec le glutathion; les plus importants sont la vitamine C, la vitamine E et les caroténoïdes. D'autres encore, par exemple le sélénium, sont des cofacteurs, c'est-à-dire des molécules nécessaires à l'activité d'une enzyme.

L'augmentation du «stress oxydatif» cause des dommages aux organes et peut entraîner l'apparition de diverses maladies, notamment l'arthrite rhumatoïde et certaines maladies du foie. L'oxydation est aussi en cause dans les maladies du cœur, puisque le cholestérol doit être oxydé pour provoquer des problèmes. La naissance, la propagation et la progression des cellules cancéreuses sont liées également au stress oxydatif[4]. Le diabète et certaines maladies dégénératives, comme la maladie de Parkinson, sont aussi dans la mire des chercheurs.

La vitamine C

Le docteur Eaton, du département d'anthropologie de l'Université Emory, a fait des recherches sur ce qu'on croit être la nutrition à l'âge de pierre: en ces temps-là, les humains mangeaient principalement des animaux et des plantes sauvages. Il en conclut qu'avant la découverte de l'agriculture (il y a plus de 10 000 ans avant notre ère), les humains consommaient beaucoup de protéines, un profil d'acides gras très différents de ce que nous mangeons en ce moment, ainsi qu'une grande quantité de vitamines, de minéraux et de fibres. Il estime la ration quotidienne de vitamine C à cette époque lointaine à environ 400 mg par jour. Les recommandations officielles des dernières années n'étaient pourtant que de 60 mg. Bien que cette dose prévienne très bien le scorbut (seulement 10 mg sont nécessaires), on peut se demander si c'est ce qu'il y a de mieux. Génétiquement, nous sommes comme nos ancêtres de l'âge de pierre[5].

Plus récemment, les chercheurs ont émis l'hypothèse que la meilleure dose de vitamine C, associée au fonctionnement optimal du corps humain, serait de 100 mg à 200 mg par jour (et encore plus pour les fumeurs et les alcooliques, qui ont des besoins accrus). Pourtant, des enquêtes montrent que 25 % des individus consomment moins de 39 mg de vitamine C dans leurs aliments et que 10 % n'en consomment que 25 mg[6]. On est loin des doses recommandées!

Les recherches ont prouvé hors de tout doute que les personnes qui consomment plus de vitamine C que la dose minimale recommandée présentent moins de risques que les autres de développer des cataractes, plusieurs types de cancers et des maladies du cœur[7,8]. Cependant, il y a un cas d'exception: les personnes souffrant d'hémochromatose, une maladie caractérisée par un excès de fer dans l'organisme. Quand il est excédentaire, le fer est un oxydant, c'est-à-dire qu'il augmente le stress oxydatif néfaste. L'hémochromatose touche environ 1 homme sur 250 (pour dépister cette maladie, il suffit d'effectuer une prise de sang). Puisque la vitamine C augmente l'absorption du fer dans les aliments, les personnes souffrant d'hémochromatose ne devraient pas prendre de supplément de cette vitamine. On leur suggérera plutôt de boire du thé, ce qui diminue l'absorption du fer.

Dans les autres cas, la vitamine C n'est pas toxique et il ne semble y avoir aucun inconvénient à en consommer jusqu'à 2 000 mg par jour. L'organisme s'adapte à une consommation élevée de vitamine C et il est préférable, si on prend des suppléments, d'en prendre régulièrement plutôt qu'à l'occasion. La vitamine C est mieux absorbée lorsqu'elle est prise en deux doses quotidiennes, plutôt qu'en une seule fois[9].

Les seules sources significatives de vitamine C sont les végétaux; toutefois, cette vitamine C se perd facilement dans l'eau de la cuisson. De plus, la conservation peut en diminuer considérablement la concentration; par exemple, certains légumes en contiennent quatre fois moins au printemps que lors de la récolte en été[10]. La cuisson prolongée et l'exposition à l'air peuvent causer l'oxydation de la vitamine C.

L'homocystéine et les vitamines du groupe B[11]

Est-ce la première fois que vous entendez le mot «homocystéine»? Si oui, eh bien, préparez-vous à l'entendre de plus en plus! Voici pourquoi.

Prévenir les maladies du cœur

L'homocystéine est un acide aminé, soit une substance naturellement présente dans le sang et les tissus du corps humain. Un taux élevé peut irriter la paroi des vaisseaux sanguins, ce qui peut mener à des blocages dans les artères; c'est l'athérosclérose. Quand le taux d'homocystéine est élevé, le cholestérol du sang se transforme en une forme plus toxique, la forme oxydée. Pour finir le plat, l'excès d'homocystéine peut faire que le sang coagule de façon anormale, ce qui augmente encore les risques.

La meilleure façon d'éviter que l'homocystéine s'accumule à des taux excessifs dans le sang est de consommer suffisamment d'une vitamine du groupe B que l'on appelle l'acide folique (vitamine B_9). Toutefois, de 80 % à 90 % des gens n'obtiennent pas les 400 μg d'acide folique recommandés[12]. D'autre part, certaines personnes ont hérité d'une anomalie génétique qui fait que leur besoin en vitamines du groupe B, particulièrement la folacine, la vitamine B_6 et la vitamine B_{12}, est plus élevé. Cette anomalie est présente chez 38 % de la population québécoise.

Dans les études effectuées, on a trouvé six fois moins de maladies du cœur chez les gens qui présentaient un taux d'homocystéine inférieur à 9 μmol/L, comparé à ceux qui avaient un taux de plus de 15 μmol/L[13]. Les dernières recherches ne nous indiquent pas de façon définitive si les patients ayant corrigé leur taux élevé d'homocystéine par les vitamines auront moins de maladies et vivront plus longtemps, mais elles sont nettement encourageantes.

Avoir un bébé en bonne santé

Durant les premiers jours, voire les premiers mois de la grossesse, cette carence peut être dévastatrice. Le spina bifida, une anomalie de la colonne vertébrale qui s'accompagne souvent de paralysie des membres, est une des malformations congénitales parmi les plus fréquentes. On sait maintenant que la prise d'un complément vitaminique *avant la conception et poursuivie durant la grossesse* diminue de 50 % et plus les risques d'une telle malformation. Des recherches encore plus récentes indiquent que la prise d'acide folique peut diminuer le risque d'avoir un enfant atteint du syndrome de Down (trisomie 21, mongolisme)[14]. Je recommande donc à toute femme en âge de procréer de prendre chaque jour un complément multivitaminique qui contient au moins 400 μg d'acide folique.

Prévenir le cancer

L'acide folique joue également un rôle important dans le processus de réparation de l'ADN de nos cellules. Ces réparations sont essentielles; par exemple, des dommages au niveau de l'ADN sont en cause dans les cas de cancers. Des données récentes laissent croire que l'acide folique peut aider à prévenir différentes formes de cancers[15].

Même s'il existe une quantité considérable de preuves qui démontrent l'importance de ce facteur de risque, il nous faut mener d'autres études pour savoir dans quelle mesure le traitement à base d'acide folique peut prévenir les maladies du cœur et le cancer. En ce qui concerne la prévention des malformations congénitales, la preuve est déjà faite.

La vitamine A et les caroténoïdes

On nomme caroténoïdes les pigments colorés que l'on trouve dans les plantes, mais aussi, par exemple, dans le poisson (saumon), les crustacés et le jaune d'œuf. Jusqu'à aujourd'hui, on a découvert plus de 600 caroténoïdes; tous les organismes qui vivent de la photosynthèse, c'est-à-dire les végétaux, en contiennent.

L'un d'eux, le bêta-carotène, se retrouve en abondance dans les légumes verts, les carottes, les patates douces, les courges, les épinards et les poivrons rouges; par exemple, une portion de 100 g (3 ½ oz) de carottes apporte environ 9 000 μg de bêta-carotène et 3 000 μg d'alpha-carotène. Certaines multivitamines populaires peuvent contenir 1 800 μg de bêta-carotène, mais elles ne renferment pas d'alpha-carotène. Quoi qu'il en soit, en choisissant judicieusement vos aliments, vous pourrez facilement obtenir beaucoup plus. Le tableau 1, à la page 46, vous aidera à cet effet.

Tableau 1

Les meilleures sources de bêta-carotène dans les aliments

Source	Bêta-carotène (μg/100 g)
Abricot	1 770
Brocoli	920
Carotte	9 700
Chou de Bruxelles	550
Concombre	300
Épinard	4 020
Melon d'eau	230
Pamplemousse	1 310
Poivron jaune	1 130
Poivron vert	710

Les recherches cliniques

La démarche scientifique implique que l'on effectue des recherches cliniques chez l'humain avant de recommander un traitement, aussi naturel soit-il. On sait d'ores et déjà que le bêta-carotène améliore le fonctionnement du système immunitaire[16] et qu'une diète riche en caroténoïdes protège contre les maladies du cœur[17].

Par ailleurs, une immense quantité de données nous permettent de dire que le bêta-carotène est un antioxydant superbe chez l'animal, une allégation qui a motivé l'ensemble de la communauté scientifique à croire qu'il serait très utile pour prévenir le cancer. J'écris «croire» parce que des études à large échelle sont venues mettre un bémol à cette belle hypothèse. Contrairement à ce que les scientifiques pensaient, la prise d'un complément de bêta-carotène *synthétique* n'a pas diminué les risques de cancer. Dans le cas des fumeurs, il les a même augmentés[18]! Dans ces mêmes recherches, on a aussi remarqué que les personnes qui consommaient le plus de bêta-carotène *dans les aliments* avaient moins de cancer. Cette différence est sans doute attribuable au fait que le bêta-carotène qui provient des aliments est naturel; celui qu'offrent les suppléments est d'origine synthétique et contient la forme *trans*. Le bêta-carotène que l'on obtient dans les aliments s'accompagne d'une variété d'autres nutriments connus et inconnus qui ne sont pas présents dans les suppléments synthétiques. Par ailleurs, l'alpha-carotène est peut-être plus puissant. Cela démontre bien le danger d'une supplémentation isolée.

Compte tenu de tout ce qui précède, à l'heure actuelle, je ne peux donc pas recommander la prise de comprimés de bêta-carotène chez les fumeurs. Plusieurs multivitamines contiennent du bêta-carotène avec de la vitamine E; c'est une option plus sécuritaire.

Autres caroténoïdes: lycopène et lutéine

Certaines plantes nous fournissent aussi un autre caroténoïde: le lycopène. Cette substance, que l'on trouve principalement dans la tomate et dans tous les produits dérivés de la tomate (voir le tableau 2), semble avoir un effet préventif sur les cancers de l'intestin[19], de la prostate, du sein et du poumon. En passant, il vaut mieux consommer les tomates en jus, en sauce, en soupe ou en purée plutôt que crues: la transformation et la cuisson augmentent la quantité de lycopène dans les aliments.

L'effet antioxydant du lycopène est puissant et on attend des résultats d'une recherche pour voir s'il pourrait être utile dans le traitement de la maladie d'Alzheimer et dans bien d'autres maladies. On sait aussi que la consommation d'aliments riches en lycopène et en lutéine, un autre caroténoïde, peut prévenir une maladie grave de la rétine, qui se nomme dégénérescence maculaire associée au vieillissement[20] et qui peut rendre aveugle. Des études sont en cours pour vérifier si la prise de suppléments peut aider à prévenir ces maladies.

Tableau 2
Les meilleures sources alimentaires de lycopène

Source	Contenu en lycopène (mg)
Soupe aux tomates (250 ml)	12
Jus V8 ou de tomate (125 ml)	8,5
Une tomate fraîche	4
Melon d'eau (125 ml)	4
Ketchup (15 ml)	2,5
Pamplemousse ($\frac{1}{2}$)	2

La vitamine E (tocophérol)

La vitamine E, un superbe antioxydant, aide à prévenir les dommages aux membranes des cellules et à éviter l'oxydation du cholestérol LDL (le «mauvais cholestérol»). Elle prévient les mutations du code génétique et favorise le bon fonctionnement du système immunitaire, surtout chez les personnes âgées. Elle peut également aider à prévenir les cataractes[21]. Elle pourrait aussi jouer un rôle dans la prévention de différents types de cancers, entre autres les cancers du sein et de la prostate[22]. Enfin, des doses élevées de vitamine E sont peut-être à envisager pour ralentir la progression de la maladie de Parkinson et celle de la maladie d'Alzheimer.

Bien que certaines recherches ne montrent aucun effet préventif relié à la vitamine E[23], il existe une masse très importante de travaux qui font penser qu'elle devrait être bénéfique[24]. Par exemple, en laboratoire, l'effet de la vitamine E sur la prévention des accidents cardiaques est prouvé[25]. Des études ont aussi montré qu'un apport quotidien d'au moins 100 UI de vitamine E pouvait diminuer les risques de maladies cardiaques d'environ 35 %, alors que d'autres recherches, comme la célèbre étude HOPE, ont émis l'hypothèse que cette vitamine n'était pas efficace. Bref, les résultats divergent et les chercheurs sont en train de se pencher sur la cause de ces divergences.

Dans la nature, la vitamine E se présente sous les formes alpha, bêta, delta et gamma. Il y a aussi le tocophérol et le toco-triénol; donc, en réalité, il existe huit sortes de vitamine E. Les recherches cliniques d'intervention ont toutes été faites avec seulement la forme alpha, naturelle ou synthétique. La majorité des suppléments vendus, même naturels, ne contiennent que la forme alpha. Quelques compagnies offrent maintenant des formules de vitamine E qui contiennent aussi les autres formes, mais à l'heure actuelle, ces produits sont coûteux et difficiles à trouver. Seul l'avenir pourra nous dire jusqu'à quel point ces formes sont réellement meilleures.

Pour ce qui est des suppléments, on recommande de prendre de 100 à 800 unités de vitamine E par jour. Les personnes qui prennent de la warfarine (Coumadin) devraient éviter la vitamine E. Pour les autres, elle est sans danger[26] et compte parmi les nutriments les moins toxiques[27]. Les meilleures sources alimentaires sont le germe de blé (5 UI pour 60 ml), les amandes (9 UI pour 60 ml); comme vous le voyez, il est impossible d'obtenir de 400 UI à 800 UI de vitamine E dans les aliments, c'est pourquoi il faut prendre un supplément.

Le calcium[28]

L'ostéoporose, une maladie des os dont la fréquence augmente avec l'âge, rend les personnes susceptibles aux fractures; les fractures de la hanche sont particulièrement dangereuses chez les personnes âgées et les complications qui y sont associées sont parfois mortelles. Un apport suffisant en calcium, combiné avec la vitamine D, peut augmenter la solidité des os et ainsi prévenir les fractures. Mais le calcium n'est pas seulement nécessaire pour les os. Des recherches ont montré qu'un apport suffisant en calcium pouvait aider à prévenir et à traiter l'hypertension artérielle. Il se peut aussi que le calcium aide à prévenir le cancer de l'intestin.

Un complément de carbonate de calcium peut aussi atténuer le syndrome prémenstruel (SPM), qui cause des changements émotionnels, de la rétention d'eau, une augmentation de l'appétit, des rages de sucré ou de salé, des douleurs et des crampes abdominales. Le SPM se manifeste durant les jours qui précèdent les règles et pendant celles-ci. Pour vérifier l'effet de ce nutriment, on a donné des compléments de calcium, à raison d'un comprimé de 600 mg (élémentaire) deux fois par jour, à des femmes souffrant de SPM. Au bout de trois mois, il y a eu une amélioration de 40 % à 60 %[29].

Les adultes consomment en moyenne moins de 800 mg de calcium par jour. Les recommandations officielles préconisent toutefois un apport d'au moins 1 000 mg pour les adultes de 18 à 50 ans et de 1 500 mg pour les personnes âgées de 50 ans ou plus.

Pour favoriser l'absorption et l'activité du calcium, il est nécessaire d'avoir suffisamment de vitamine D. Comme celle-ci est fabriquée en partie dans la peau par l'exposition au soleil, on comprend pourquoi il y a beaucoup de Québécois qui présentent une carence de cette vitamine! On recommande donc la prise d'un supplément: 200 unités par jour pour les adultes de moins de 50 ans, 400 unités par jour pour les adultes âgés de 51 à 70 ans, et de 600 à 800 unités par jour pour les personnes de plus de 71 ans.

Le magnésium[30]

Le magnésium joue un rôle important dans plus de 300 réactions enzymatiques connues dans le corps humain. Des recherches ont d'ailleurs fait le lien entre la carence en magnésium et l'insulinorésistance, l'hypertension artérielle, l'athérosclérose et l'ostéoporose. Les suppléments de magnésium ont été utilisés de façon thérapeutique dans des cas d'arythmie cardiaque, d'asthme, de migraine et de syndrome prémenstruel.

Les besoins sont estimés à environ 300 mg par jour, mais certains experts recommandent plutôt de 400 mg à 600 mg. Toutefois, une bonne partie de la population a de la difficulté à obtenir le standard de 300 mg. On sait que les jeunes femmes, les alcooliques, ceux qui prennent des diurétiques et les personnes âgées risquent particulièrement de manquer de magnésium; les symptômes de carence peuvent inclure des crampes musculaires, de l'insomnie, de l'irritabilité, des palpitations et de la fatigue.

On trouve le magnésium surtout dans les céréales à grains entiers non transformées, les noix, les graines et les légumineuses. Le poisson, la viande et les produits laitiers ne sont pas de bonnes sources de magnésium.

Le sélénium

Le sélénium est un nutriment essentiel au corps humain. Il influe sur le glutathion cellulaire, qui est notre meilleur antioxydant. Il participe aussi au bon fonctionnement du système immunitaire et de la glande thyroïde.

Dans plusieurs études faites sur des animaux, le sélénium s'est révélé efficace pour empêcher la formation de tumeurs cancéreuses ou pour retarder leur apparition[31]. Des recherches indiquent que l'on trouve plus de cas de cancers du poumon, de l'intestin et de la prostate chez les personnes qui présentent des taux sanguins bas en sélénium[32]. Une recherche menée auprès de 974 hommes qui avaient déjà été traités pour un cancer de la peau a permis de vérifier l'effet de la prise de 200 μg de sélénium par jour. Le traitement s'est révélé inutile pour prévenir la récidive du cancer de la peau, mais il y a eu trois fois moins de nouveaux cancers de la prostate et les taux de presque toutes les autres formes de cancers ont été de beaucoup réduits chez les personnes ayant pris des comprimés de sélénium[33]. Plusieurs recherches sont en cours pour vérifier ces résultats extraordinaires, mais les résultats définitifs ne sont pas disponibles. Selon les experts, le sélénium n'est pas toxique à moins que l'on ne dépasse 400 μg par jour chez les adultes[34].

Physician's Health Study II

Même si toutes ces études sont extrêmement encourageantes, les répercussions cliniques à long terme de la supplémentation

restent incertaines. Pour tester l'hypothèse que des suppléments, pris ensemble, améliorent la santé humaine, on a de-
mandé à 15 000 médecins âgés de 55 ans et plus de participer à
une étude; on veut étudier les effets du bêta-carotène synthétique, de la vitamine E synthétique, de la vitamine C et ceux
d'une multivitamine. On saura de cette façon si les médecins
qui ont pris les suppléments présentent moins de cancers, en
particulier de la prostate, de maladies du cœur, de cataractes et
de dégénérescence maculaire[35] que la population moyenne.

Lorsque les résultats de cette recherche seront disponibles,
on pourra connaître dans quelle mesure exactement les suppléments, à tout le moins cette «recette» particulière (malheureusement faite avec des formes synthétiques), sont de nature à
diminuer les risques de maladie. Une recherche similaire,
l'étude SuViMax, est aussi en cours en France, et on attend les
résultats prochainement.

L'heure de la décision: choisir un supplément vitaminique

Si vous avez décidé d'utiliser un supplément vitaminique, vous
n'êtes pas au bout de vos peines. Allez visiter le rayon des vitamines à la pharmacie ou à la boutique d'aliments naturels et
vous en serez vite convaincu. Comment donc choisir le bon
produit parmi toute cette masse de bouteilles semblables? Voici
quelques conseils.

Recommandation n° 1: optez pour les multivitamines

À moins d'avoir une raison spéciale, évitez les suppléments qui
ne contiennent qu'un seul élément ou, sinon, prenez-les en
combinaison avec une multivitamine.

Par exemple, il se peut que le supplément de bêta-
carotène, pris de façon isolée, ait un effet néfaste chez les fumeurs; ne cherchez pas cette mise en garde sur la bouteille, elle
n'y est pas. De même, certains minéraux, pris de manière

isolée, peuvent nuire à l'absorption d'autres minéraux essentiels: ils entrent en compétition l'un avec l'autre.

Des exceptions: le calcium, qui doit être pris de façon séparée parce qu'il est impossible d'en inclure une dose suffisante dans un comprimé de multivitamine. Il se peut aussi que la vitamine E nécessite une prise séparée. De plus, les suppléments en oméga-3 (voir le chapitre 5 «Les gras de types oméga: les bons gras», à la page 57) doivent être pris séparément, car aucune multivitamine n'en contient à l'heure actuelle.

Évitez les suppléments isolés de vitamine B_6 ; une dose dépassant 200 mg par jour peut causer des dommages neurologiques. Aucun comprimé de multivitamine ne contient un tel dosage, c'est pourquoi cette forme est plus sécuritaire.

Recommandation n° 2: choisissez une multivitamine qui contient les éléments les plus utiles et les plus susceptibles d'être déficients dans votre alimentation

Vérifiez l'étiquette des produits pour vous assurer qu'ils contiennent les éléments suivants dans les quantités recommandées.

* *Bêta-carotène:* jusqu'à 25 000 unités. Si vous êtes fumeur, il faut que le supplément contienne aussi de la vitamine E pour éviter toute augmentation des risques de cancer.

* *Vitamine A:* au plus 10 000 unités pour les adultes. Toute femme qui envisage une grossesse ne doit pas dépasser 2 500 unités (risque de malformation congénitale).

* *Vitamine B_9* (acide folique): de 100 μg à 400 μg. Il est recommandé à toute femme qui souhaite devenir enceinte de consommer une multivitamine qui contient 400 μg d'acide folique. Pour les adultes en bonne santé, il se peut que ce supplément diminue les risques de maladie du cœur et même de cancer.

* *Vitamine B_{12}:* tous les adultes de plus de 50 ans, les personnes qui prennent des médicaments pour diminuer l'acidité de l'estomac et les végétariens devraient prendre

au moins 25 μg de cette vitamine. Certaines personnes ont des besoins encore plus élevés (de 100 μg à 1 000 μg); je vous recommande d'en discuter avec votre médecin.

- *Vitamine C:* de 100 mg à 1 000 mg. Il est probable qu'une dose de 500 mg soit amplement suffisante.

- *Vitamine D:* de 100 UI à 400 UI. Les personnes âgées et vivant en centre d'hébergement devraient prendre 400 UI et même parfois plus.

- *Vitamine E:* de 100 UI à 800 UI. Vérifiez l'étiquette pour avoir une vitamine E naturelle (d-alpha tocophérol). À noter que la forme *dl*-alpha est synthétique. Tant mieux si le comprimé contient les formes autres que alpha, comme le gamma tocophérol. Il est parfois plus pratique de prendre cette vitamine séparément.

- *Calcium:* les quantités de calcium nécessaires ne sont pas incluses dans les comprimés multivitaminiques. Il faut prendre le calcium de façon séparée.

- *Chrome:* de 25 μg à 200 μg par jour. Cette dose pourrait aider à prévenir le diabète. Sachez toutefois que le chrome n'a pas les vertus amaigrissantes que certaines personnes lui prêtent.

- *Fer:* jusqu'à 10 mg par jour. Beaucoup d'enfants et de femmes présentent une carence en fer, mais un excès a un effet pro-oxydant; l'excès est particulièrement dommageable pour les gens souffrant d'hémochromatose, une maladie plus fréquente que l'on ne le pensait auparavant. Le fer cause souvent de la constipation. Les hommes ne devraient pas en prendre, tout comme les femmes qui ne sont pas menstruées, *à moins que l'on n'ait démontré une carence par une analyse du sang en laboratoire.* Le fer n'est pas efficace comme tonique général. Ne le prenez pas en pensant qu'il pourrait vous aider à vous sentir moins fatigué.

- *Magnésium:* en prévention générale, optez pour un supplément qui vous donne 100 mg de magnésium élémentaire. Le besoin quotidien est de 250 mg et ce niveau n'est pas atteint par une grande partie de la population. Il se peut que vous ayez à prendre votre magnésium séparément.

• *Sélénium :* de 50 μg à 200 μg par jour. Cet antioxydant aurait des propriétés anticancéreuses, mais cela reste à confirmer. Ne dépassez pas 400 μg par jour. La majorité des suppléments de multivitamines ne contiennent pas la quantité de sélénium (100 μg à 200 μg) qui a été utilisée dans les recherches cliniques.

Recommandation n° 3 : prenez votre supplément en deux doses

Préférez un supplément que vous pouvez prendre plus d'une fois par jour. Pour obtenir un taux stable dans le sang, il est préférable de le prendre matin et soir. Aussi, lorsque les ingrédients sont répartis dans deux comprimés et non inclus dans un seul, cela permet au fabricant de faire un comprimé plus puissant et plus facile à avaler. Malheureusement, le marché offre peu de suppléments qui sont faits pour être pris deux fois par jour.

Recommandation n° 4 : modérez vos attentes

Attendez-vous à ne pas ressentir d'effet particulier lorsque vous prendrez des suppléments vitaminiques, bien que certaines personnes se sentent mieux, soient moins souvent grippées, entre autres effets possibles ; on s'est aperçu en effet que le système immunitaire des personnes âgées fonctionnait mieux lorsqu'il y avait prise de suppléments[36]. Un autre exemple d'un effet démontré de façon certaine : la réduction des anomalies congénitales lorsque le supplément est pris avant la conception. L'utilité du calcium et celle de la vitamine D dans la prévention de l'ostéoporose sont démontrées, elles aussi. Il se peut que les risques de maladies du cœur[37] et de cancer[38] soient diminués, mais au moment où j'écris ces lignes, on n'en est pas sûr à 100 %. On devrait avoir un bien meilleur éclairage sur cette question prochainement. À noter que les vitamines sont sans effet sur la fatigue et sur l'appétit.

Recommandation n° 5 : demandez de l'aide

Un médecin ou un autre professionnel bien informé en nutrition peuvent vous conseiller sur l'usage des suppléments. Le médecin qui connaît bien votre état de santé, mais qui s'intéresse aussi de façon particulière à la nutrition, peut vous aider à choisir le meilleur supplément. Privilégiez les conseils de quelqu'un qui connaît l'ensemble de votre état de santé et qui peut faire les analyses nécessaires, plutôt que l'avis d'un commis de pharmacie ou d'une boutique d'aliments naturels, même s'il a l'air bien sympathique.

Chapitre 5

Les gras de type oméga: les bons gras

Les matières grasses ne sont pas toutes mauvaises ni à éviter absolument. Bien sûr, vous savez déjà que certains types de gras accroissent les risques de maladie du cœur. Peut-être savez-vous aussi que les *mauvais gras* augmentent les risques de plusieurs types de cancers et de maladies inflammatoires comme l'arthrite. Mais saviez-vous que la consommation de *bons gras* pouvait aider à prévenir les maladies du cœur et favoriser votre stabilité émotionnelle?

Cancer, maladies du cœur, arthrite, dépression... Comment se peut-il que toutes ces maladies soient en partie liées au type de gras que nous consommons? Voici. La paroi de la membrane de **toutes** les cellules des organes du corps humain contient des matières grasses et le bon fonctionnement de nos cellules dépend en partie du type de gras qui s'y trouve. C'est pour cette raison que notre choix de gras a une influence sur le fonctionnement de tous les organes.

Deux acides gras sont essentiels: l'acide linoléique, qui fait partie de la série des oméga-6, et l'acide linolénique, qui est un oméga-3. La majorité des Nord-Américains ne mangent pas assez de gras de type oméga-3 et trop d'oméga-6. Le déséquilibre entre ces deux types de gras est, selon plusieurs scientifiques à la fine pointe de la recherche, responsable de plusieurs des maladies dites de la civilisation. Ce déséquilibre serait aussi en cause dans certaines maladies mentales et contribuerait à l'obésité.

Le ratio entre oméga-3 et oméga-6 détermine le type de prostaglandines qui seront produites par nos cellules. Les prostaglandines sont des messagers qui indiquent aux cellules la façon dont elles doivent se comporter; elles influencent donc leur fonctionnement.

Tableau 3

Les sources d'oméga-3 et d'oméga-6

Sources d'oméga-3, mangez-en plus!	Sources d'oméga-6, mangez-en moins!
Gras de poisson	Huile d'arachide
Huile de canola	Huile de carthame
Huile de lin	Huile de maïs
	Huile de soya
	Huile de pépins de raisin
	Huile de sésame
	Huile de tournesol

L'huile d'olive ne contient pas d'oméga-3 ni d'oméga-6.

Oméga-3 et maladies du cœur

Pour prévenir les maladies du cœur, il faut diminuer la consommation de gras saturés et *trans* comme ceux que l'on trouve dans la viande rouge, les produits laitiers, les tartes, les biscuits, les gâteaux, les muffins, les croustilles et les frites. Rien de neuf dans ce message. Mais, ce que l'on sait depuis peu, c'est qu'il est possible de diminuer le risque de maladies cardiaques en *augmentant* notre consommation de bons gras, de type oméga-3.

Pour en connaître davantage sur ce gras, on a suivi pendant 11 ans 20 550 médecins dans le cadre d'une vaste recherche. Parmi ceux qui mangeaient du poisson gras au moins une fois par semaine, il y a eu 50 % moins de décès par syndrome de mort subite d'origine cardiaque[39]. Un autre groupe rapporte que les patients qui prenaient un supplément – des gélules – d'acides gras essentiels de type oméga-3 (de poisson) avaient eu 50 % de moins d'infarctus du myocarde, mortels et non mortels[40].

D'autres patients ayant déjà fait un infarctus du myocarde ont été étudiés sous trois programmes alimentaires différents. Un groupe devait suivre une diète riche en fibres, un autre une diète riche en oméga-6 et un troisième une diète riche en oméga-3, sous forme de poisson ou de capsules de gras de poisson. Les résultats: 29 % moins de décès parmi les personnes qui avaient suivi la diète riche en gras de type oméga-3[41].

Une autre recherche à très grande échelle a confirmé les bienfaits des suppléments d'oméga-3. On a réparti en quatre groupes un total de 11 324 patients ayant subi un infarctus du myocarde. En plus des traitements habituels, un groupe a reçu de la vitamine E à raison de 300 unités par jour, un autre des capsules de gras de poisson à raison de 1 000 mg par jour; au troisième, on a donné les deux substances et au dernier groupe, on n'a administré que le traitement médical standard.

Parmi ceux qui avaient pris les capsules de gras de poisson, avec ou sans la vitamine E, les décès par maladie du cœur avaient diminué de 25 %[42]. La vitamine E prise seule n'a pas eu d'effet. La prise de gélules de gras de poisson sauve encore plus de vies que le traitement médical seul. Bref, une personne qui augmente sa consommation d'oméga-3 peut espérer réduire de façon très significative les risques de maladie du cœur[43].

Oméga-3 et cancer

Des scientifiques affirment maintenant que les acides gras de type oméga-3 ont un effet protecteur contre plusieurs types de cancers[44], tels les cancers du sein, de la prostate et du gros intestin.

En laboratoire, les oméga-3 empêchent les cellules normales de devenir cancéreuses et bloquent la prolifération désordonnée des cellules. Voici comment cela se passe. Pour se nourrir, les tumeurs ordonnent à l'organisme de fabriquer de nouveaux vaisseaux sanguins, un processus que l'on nomme angiogenèse; les oméga-3 ont la propriété d'empêcher l'angiogenèse. Aussi, elles favorisent l'apoptose, c'est-à-dire qu'elles peuvent entraîner l'autodestruction de la cellule cancéreuse. Les modèles expérimentaux indiquent de façon constante que les oméga-3 aident à prévenir les tumeurs causées par les agents cancérigènes, la croissance des tumeurs existantes et les métastases[45].

À noter que l'excès de gras de type oméga-6 affaiblit le système immunitaire et favorise la croissance des tumeurs.

Oméga-3 et arthrite

Les acides gras de la série 6 ont la propriété d'augmenter l'inflammation, alors que les oméga-3 ont un effet anti-inflammatoire. Selon une étude, les patients souffrant d'arthrite et prenant des compléments d'oméga-3 à raison de 3 g par jour auraient moins de douleurs, de raideurs articulaires et de gonflement. Toutefois, ils doivent se montrer tenaces: les effets se font sentir au bout de 12 semaines[46]. L'huile de bourrache ou d'onagre donne aussi des résultats intéressants[47].

Oméga-3 et santé mentale

Le cerveau humain est constitué, à 60 %, d'un acide gras nommé docosahexanoïque (DHA). C'est un composant essentiel des membranes des cellules du système nerveux. Le DHA fait partie des gras de la série des oméga-3.

On sait que certains enfants hyperactifs ou dyslexiques[48] présentent un déséquilibre en acides gras. Les enfants qui consomment moins d'oméga-3 sont plus sujets aux problèmes de comportement, aux crises de rage, aux problèmes de sommeil et aux troubles d'apprentissage[49]. Une étude passionnante est en cours en ce moment à l'Université Purdue, aux États-Unis, pour savoir si le comportement et l'apprentissage des enfants hyperactifs pourraient être améliorés par la prise d'un complément d'acides gras essentiels[50].

Par ailleurs, des recherches ont prouvé que c'est dans les pays où l'on mange le plus de poisson que l'on trouve le moins de cas de dépression[51]. Les membranes des cellules de patients qui souffrent de dépression ont des taux très bas en oméga-3[52]. Autre preuve de l'importance de ce type de gras sur le plan mental: après l'accouchement, les femmes ont un risque six fois plus élevé de dépression; ce risque reste élevé pendant six ans. Il semble que cela soit attribuable au fait que la mère donne au bébé, durant les trois derniers mois de sa grossesse, une partie des oméga-3 qu'elle a en réserve. Le même phénomène se produit pendant l'allaitement: la mère peut littéralement se vider de ses oméga-3 pour les donner à son bébé[53].

Pour toutes ces raisons, certains scientifiques croient que l'on peut prévenir ou même soigner la dépression par la prise de gras de type oméga-3, comme on le fait pour les maladies du cœur[54].

Oméga-3 et régime amaigrissant

On sait que les obèses ont un problème de résistance à l'insuline: non seulement cette hormone est-elle présente en trop grande quantité dans le sang, mais elle fonctionne mal. Une alimentation riche en oméga-3 a pour effet de diminuer la résistance à l'insuline.

On a incité un groupe de patients qui suivaient un régime amaigrissant à prendre un repas de poisson par jour et on a noté une grande amélioration dans les taux de glycémie, d'insuline et de cholestérol. Les membres du groupe témoin, qui n'avaient pas mangé de poisson, n'ont pas montré de tels bénéfices[55]. Après une perte de poids de seulement 5 kg (11 lb), les patients souffrant d'hypertension artérielle ont vu leur tension artérielle s'améliorer autant que s'ils avaient pris un médicament[56].

Comment obtenir suffisamment d'oméga-3?

Il faut manger plus de poisson! La quantité d'oméga-3 nécessaire pour la prévention des maladies se situe probablement à 1 g par jour. Pour traiter certaines maladies, il en faut sans doute davantage. Consultez le tableau 4, à la page 63, pour faire vos choix. Certains poissons, comme la sole (ou plie), n'en contiennent pratiquement pas, alors que d'autres, comme le saumon, en contiennent beaucoup.

Au rayon des poissons congelés à l'épicerie, on trouve en majorité des produits panés et frits. Ce ne sont pas de bons choix. La panure est imbibée de mauvais gras hydrogénés qui sont néfastes et peuvent annuler les bienfaits du poisson. Si vous prenez des poissons congelés, choisissez-les sans cette panure. Les produits en conserve comme le saumon, le thon, les sardines sont de bons choix. Si le thon ou les sardines sont dans l'huile de soya, jetez cette huile, car elle contient trop d'oméga-6. Si vous voulez, après avoir jeté l'huile du contenant, ajoutez de l'huile de canola ou de l'huile d'olive de bonne qualité pour la remplacer.

Les personnes qui ne mangent pas assez de poisson peuvent prendre des capsules de gras de poisson. C'est une bonne solution de rechange. D'ailleurs, presque toute la recherche fondamentale et une bonne partie de la recherche clinique sont menées à l'aide de tels suppléments plutôt qu'avec du «vrai» poisson. Les effets des suppléments sont prouvés, mais la qualité de ceux-ci doit être indéniable; les suppléments ne doivent pas être rances et doivent être exempts de tout polluant. Voilà un domaine où il n'est pas toujours sage d'opter pour le produit le moins cher.

Faut-il éviter les poissons gras?

Le saumon est une excellente source d'oméga-3 parce qu'il contient beaucoup de gras, comparé à d'autres poissons. Certaines personnes, dans le but de limiter leur consommation totale de gras, évitent le saumon. C'est une erreur! Il s'agit d'un bon gras que l'on n'a pas à restreindre. Une portion normale de 100 g (3 ½ oz) de saumon cuit contient 11 g de gras, comparé à 16 g de gras pour la même quantité de bœuf haché «extra-maigre».

Tableau 4
La quantité d'oméga-3 dans les poissons

Poissons (100 g – 3 ½ oz)	Oméga-3 (g)
Anchois	1,4
Brochet	0,3
Crabe	0,3
Crevettes	0,4
Homard	0,3
Maquereau	2,5
Morue	0,3
Moules	0,5
Perchaude	0,3
Pétoncles	0,2
Rouget	0,2
Sardines	1,0
Saumon de l'Atlantique	1,2
Sole (plie)	0,1
Thon	0,5
Truite arc-en-ciel	0,5
Une capsule de gras de poisson	0,3 – 0,5

Notes

[1] Oakley, G. P. Jr. «Eat right and take a multivitamin», *N Engl J Med*, 1998; Apr 9; 338 (15): 1060-1.

[2] Pryor, W. A. «Vitamin E and heart disease: Basic science to clinical intervention trials», *Free Radical Biol Med*, 28(1): 141-164, 2000.

[3] Ames, B. N. *et al*. «Oxydants, antioxydants and the degenerative diseases of aging», *Proc Natl Acad Sci USA*, 1993; 90: 7915-7922.

[4] Rock, C. L. *et al*. «Update on the biological characteristics of antioxydant nutrients: Vitamin C, vitamin E and the carotenoids», *J Am Diet Assoc*, 1996; 96: 693-702.

[5] Eaton, S. B. «Paleolithic vs modern diets – selected pathophysiological implications», *Eur J Nutr*, 2000 Apr; 39(2): 67-70.

[6] Bendich, A., Langseth, L. «The health effects of vitamin C supplementation: A review», *J Am Coll Nutr*, 1995; 14(2): 124-136.

[7] *Ibid*.

[8] Enstrom, J. E., Kanim, L. E., Klein, M. A. «Vitamin C intake and mortality among a sample of the United States Population», *Epidemiology*, 3: 194-202, 1992.

[9] Rock C.L. *et al. Op. cit*.

[10] Basu, T. K., Dicerson, J. W. T. *Vitamins in Human Health and Disease*, chap. 10, Hoffman-LaRoche.

[11] www.mayohealth.org/mayo/9710/htm/folic.htm

[12] Wilson, J. W. *et al*. «Data soupes: Combined results from USDA's 1994 and 1995», *Continuing Survey of Food Intakes by Health Knowledge Survey*, ARS Food Surveys Group. www.barc.usda.gov/bhnrc/foodsurvey/home.htm

[13] Arnesen, E. *et al*. «Serum total homocysteine and coronary heart disease», *Int J Epidemiol*, 1995; 24: 704-709.

[14] *Am J Clin Nutr*, 1999; 70: 495-501.

[15] Kim, Y. I. «Folate and cancer prevention: A new medical application of folate beyond hyperhomocysteinemia and neural tube defects», *Nutr Rev*, 1999 Oct; 57(10): 314-21.

[16] Bendish, A. «Beta-carotene and the immune response», *Proc Nutr Soc*, 1991; 50: 263-274.

[17] Street, D. A. *et al.* «Serum antioxydants and myocardial infarction», *Circulation*, 1994; 90: 1154-1161.

[18] «The alpha-tocopherol, beta-carotene cancer prevention study group. The effect of vitamin E and beta-carotene on the incidence of lung cancer and other cancers in male smokers», *N Engl J Med*, 1994; 330: 1029-1035.

[19] Franceschi, S. *et al.* «Tomatoes and risk of digestive-tract cancers», *Int J Cancer*, 1994; 59: 181-184.

[20] Seddon, J. M. *et al.* «Dietary carotenoids, vitamin A, C and E and advanced age related macular degeneration», *JAMA*, 1994; 272: 1413-1420.

[21] Vitale, S. *et al.* «Plasma antioxydants and risk of cortical and nuclear cataract», *Epidemiology*, 4: 195-203,1993.

[22] Heinonen, O. P. *et al.* «Prostate cancer and supplementation with tocopherol and beta-carotene: Incidence and mortality in a controlled trial», *JNCI*, 1988; 90: 440-446.

[23] Pryor, W. A. *Op cit.*

[24] Hoffman, R. M., Garewal, H. S. «Antioxydants and the prevention of coronary heart disease», *Arch Int Med*, 155: 241-6, 1995.

[25] Spencer, A. P. *et al.* «Vitamin E and coronary artery disease», *Arch Int Med*, 159(12): 1313, 1999.

[26] Diplock, A. T. «Safety of antioxydant vitamins and B-carotene», *Am J Clin Nutr*, 1995, 62(suppl): 1510S-6S.

[27] Savoie, N. «Les maladies cardiovasculaires: La vitamine E en réduit-elle les risques?», *Le Clinicien*, février 2000, p. 57-62.

[28] «Suppléments de calcium», *La Lettre médicale*, n° 1075, vol. 24 (1), 21 avril 2000, p. 1-3.

[29] Thys-Jacobs, S. *et al.* «Calcium carbonate and the premenstrual syndrome: Effects on premenstrual and menstrual symptoms», *Am J Obstet Gynecol*, 1998, 179: 444-52.

[30] Halbert, S. C. «Diet and nutrition in primary care, from antioxydants to zinc», *Primary Care: Clinics in Office Practice*, 1997, 24(4): 825-43.

[31] Combs, J. F. Jr., Clark, J. L. «Selenium and cancer», in Garewall, H. *Antioxydants and Disease Prevention*, New York, CRC Press, 1997.

[32] Young, K. L., Lee, P. N. «Intervention studies on cancer», *Eur J Cancer Prev*, 1999, 8: 91-103.

[33]   Clark, L. C. *et al.* «Decreased incidence of prostate cancer with selenium supplementation: Results of a double blind cancer prevention trial», *Br J Urol*, 1998 May, 81(5): 730-4.

[34]   Institute of Medicine, Food and Nutrition Board. *Dietary Reference Intakes: Vitamin C, Vitamin E, Selenium and Carotenoids*, Washington, DC, National Academy Press, 2000.

[35]   Christen, W. G., Gazianon, J. M., Hennekens, C. H. «Design of Physician's Health Study II – A randomized trail of beta-carotene, vitamins E and C, and multivitamins, in prevention of cancer, cardiovascular diseases, and eye diseases, and review of completed trials», *Ann Epidemiol*, 2000 Feb, 10(2): 125-34.

[36]   Chandra, R. K. «Effect of vitamin and trace-element supplementation on immune responses and infection in elderly subjects», *Lancet*, 1992, 340: 1124-1127.

[37]   Meyer, F. *et al.* «Lower ischemic heart disease incidence and mortality among vitamin supplement users», *Can J Cardiol*, 1996, 12: 930-934.

[38]   Blot, W. J. *et al.* «The Linxian trial: Mortality rates by vitamin-mineral intervention group», *Am J Clin Nutr*, 1995, 62(S6): 1424S-1426S.

[39]   Albert, C. M. *et al.* «Fish consumption and risk of sudden cardiac death», *JAMA*, 1998 Jan 7, 279(1): 23-8.

[40]   *Cardiovascular Drugs Ther*, 1997, 11(3): 485-91.

[41]   Burr *et al.* «Effects of changes in fat, fish, and fibre intakes on death and myocardial infarction: Diet and reinfarction trial (DART)», *Lancet*, 1989 Sept 30: 757-761.

[42]   «Dietary supplementation with n-3 polyunsaturated fatty acids and vitamin E after myocardial infarction», *Lancet*, 1999 Aug 7, 354(9177): 447-55.

[43]   Sheard, N. F. «Fish consumption and risk of sudden cardiac death», *Nutr Rev*, 1998 Jun, 56(6): 177-9.

[44]   Rose, D. P. *et al.* «Omega-3 fatty acids as cancer chemopreventive agents», *Pharmacol Ther*, 1999 Sep, 83(3): 217-44.

[45]   *Le Point INN.* Institut national de la nutrition, automne 1999. http://www.nin.ca/fr/lepoint/pntaut99GRAS.html

[46]   Kremer, Joel M. «n-3 Fatty acid supplements in rheumatoid arthritis», *Am J Clin Nutr*, 71: 349S-351S.

[47]   Belch, Jill, J. F., Hill, Alexander. «Evening primrose oil and borage oil in rheumatologic conditions», *Am J Clin Nutr*, 71: 352S-356S.

[48]   Stordy, B. Jacqueline. «Dark adaptation, motor skills, docosahexaenoic acid, and dyslexia», *Am J Clin Nutr*, 71: 323-326.

[49] Stevens, L. J. *et al.* «Essential fatty acid metabolism in boys with attention-deficit hyperactivity disorder», *Am J Clin Nutr*, 1995, 62: 761-8.

[50] Burgess, John R., Stevens, Laura, Zhang, Wen, Peck, Louise. «Long-chain polyunsaturated fatty acids in children with attention-deficit hyperactivity disorder», *Am J Clin Nutr*, 71: 327-330

[51] Hibbeln, J. R. «Fish consumption and major depression», *Lancet*, 1998, 351:1213.

[52] Edwards, R. *et al.* «Omega-3 polyunsaturated fatty acids in the diet and in the red blood cell membranes of depressed patients», *J Affect Disord*, 1998, 48: 149-155.

[53] Holman, R. T. *et al.* «Deficiency of essential fatty acids and membrane fluidity during pregnancy and lactation», *Proc Natl Acad Sci*, 1991, 88: 4835-4839.

[54] Hibbeln, J. R. *et al.* «Dietary polyunsaturated fatty acids and depression: When cholesterol does not satisfy», *Am J Clin Nutr*, 1995, 62: 1-9.

[55] Mori, T. A. *et al.* «Dietary fish as a major component of a weight loss diet: Effect on serum lipids, glucose, and insulin metabolism in overweight hypertensive subjects», *Am J Clin Nutr*, 1999 Nov, 70(5): 817-25.

[56] Bao, D. Q. *et al.* «Effects of dietary fish and weight reduction on ambulatory blood pressure in overweight hypertensives», *Hypertension*, 1998 Oct, 32(4): 710-7.

DEUXIÈME PARTIE

Recettes sans faim

Dans les pages qui suivent, vous trouverez plus de 250 recettes santé qui vous permettront de manger à votre faim tout en contrôlant votre poids. Elles aideront à diminuer les risques de cancer, de durcissement des artères (mauvaise circulation), de maladies cardiaques, de diabète, de haute pression artérielle ainsi que les taux de cholestérol et de triglycérides sanguins.

En somme, ces recettes succulentes vous aideront à rester en santé. Refaites celles que vous aimez le plus. Dans peu de temps, elles feront partie de votre vie.

Bon appétit, bonne santé et mangez à votre faim.

Agneau à l'orange

Donne 1 portion

Jus d'orange non sucré	1 c. à soupe (15 ml)
Gingembre	$\frac{1}{8}$ c. à thé (1 ml)
Sel	1 pincée
Poivre	1 pincée
Agneau coupé en dés	4 oz (120 ml)
Oignon émincé	2 c. à soupe (30 ml)
Bouillon de poulet	$\frac{1}{4}$ tasse (60 ml)
Orange tranché	1 tranche
Persil	

Mélanger le jus d'orange, le gingembre, le sel et le poivre. Faire mariner la viande dans cette marinade pendant 2 heures. Retirer délicatement la viande et la sécher. Faire cuire l'oignon dans une poêle antiadhésive sans gras, ajouter la viande et faire brunir rapidement. Verser la marinade dans un plat allant au four, ajouter la viande et l'oignon. Faire cuire à four modéré à 325 °F (160 °C) pendant 30 minutes. Rajouter du bouillon, si nécessaire. Garnir d'une tranche d'orange et de persil avant de servir.

Rendement par portion	
Glucides:	5 g = 1 unité
Gras:	11 g = 2 unités
Protéines:	24 g
Calories:	220

❖

Brochettes d'agneau au tandoor

Donne 2 portions

Jus de tomate	2 c. à soupe (30 ml)
Yogourt nature, 2 %	¼ tasse (60 ml)
Moutarde sèche	1 c. à thé (5 ml)
Menthe en poudre	1 c. à thé (5 ml)
Échalote hachée	1 c. à thé (5 ml)
Sel	¼ c. à thé (1 ml)
Poivre noir	1 pincée
Cannelle	1 pincée
Curcuma	½ c. à thé (2 ml)
Cari en poudre	1 c. à thé (1 ml)
Agneau en cubes de 1 ½ po (3,5 cm)	8 oz (240 g)
Champignons frais	8
Tomate en quartiers	1
Poivron vert	½ tasse (125 ml)
Oignon	1

Dans un plat creux, mélanger le jus de tomate, le yogourt, la moutarde, la menthe en poudre, le sel, le poivre, la cannelle, le curcuma, l'échalote et le cari. Faire mariner l'agneau dans ce mélange pendant 4 heures, au réfrigérateur. Sur 4 brochettes de métal, enfiler la viande, les champignons, les quartiers de tomate, le poivron et l'oignon. Cuire sous le gril dans une lèche-frite ou sur le barbecue. Arroser avec le reste de la marinade durant la cuisson.

Rendement par portion	
Glucides:	12 g = 3 unités
Gras:	7 g = 1,5 unité
Protéines:	26 g
Calories:	228

❖

Pain d'agneau

Donne 2 portions

Agneau cuit haché	6 oz (180 g)
Farine d'avoine	1 c. à soupe (15 ml)
Œuf battu	1
Bouillon de poulet	¼ tasse (60 ml)
Persil frais haché	1 c. à thé (5 ml)
Marjolaine	¼ c. à thé (1 ml)
Ail haché	1 gousse
Sel et poivre noir au goût	

Mélanger tous les ingrédients et verser dans un petit plat de cuisson allant au four. Cuire au four à 350 °F (180 °C) pendant 15 minutes ou plus.

Rendement par portion

Glucides:	4 g = 1 unité
Gras:	11 g = 2 unités
Protéines:	28 g
Calories:	232

❖

Bifteck à l'italienne

Donne 1 portion

Bœuf (bifteck minute)	4 oz (120 g)
Sauce tomate	2 c. à soupe (30 ml)
Fromage mozzarella écrémé, râpé	1 c. à soupe (15 ml)
Moutarde sèche	¼ c. à thé (1 ml)
Assaisonnements à l'italienne	½ c. à thé (2 ml)
Vin blanc sec	½ c. à thé (2 ml)
Champignons frais émincés	2
Sel et poivre noir au goût	

Couper la viande en lanières et déposer dans un plat allant au micro-ondes. Ajouter les autres ingrédients, sauf le sel. Couvrir et cuire pendant 4 minutes à température élevée. Saler très peu et poivrer. Servir.

Rendement par portion

Glucides:	7 g = 2 unités
Gras:	10 g = 2 unités
Protéines:	31 g
Calories:	241

Bifteck à l'orientale

Donne 2 portions

Bœuf en lanières	8 oz (240 g)
Oignon finement haché	2 c. à soupe (30 ml)
Gousse d'ail écrasée	1
Poivron vert en lanières	1 tasse (250 ml)
Céleri coupé	½ tasse (125 ml)
Consommé de bœuf	½ tasse (125 ml)
Sauce soja	1 c. à thé (5 ml)
Sel et poivre noir au goût	

Faire brunir la viande dans une poêle à cuisson sans gras. Bien égoutter. Ajouter l'oignon, l'ail, le poivron et le céleri. Ajouter le consommé et assaisonner. Couvrir et laisser mijoter environ 20 minutes à feu lent. Ne pas laisser bouillir. Ajouter la sauce soja et laisser mijoter 5 minutes. Servir.

Rendement par portion	
Glucides:	11 g = 3 unités
Gras:	6 g = 1 unité
Protéines:	27 g
Calories:	213

❖

Bifteck au poivre

Donne 1 portion

Bifteck de bœuf	4 oz (120 g)
Sauce Worcestershire	1 c. à thé (5 ml)
Poivre en grains au goût	

Badigeonner le bifteck des deux côtés avec la sauce Worcestershire. Saupoudrer de poivre; bien faire adhérer à l'aide de la main. Mettre au micro-ondes pendant 30 secondes à température élevée. Corriger selon la cuisson.

Rendement par portion	
Glucides:	0 g
Gras:	6 g = 1 unité
Protéines:	26 g
Calories:	169

Bifteck au poivron

Donne 1 portion

Bœuf (bifteck de ronde)	4 oz (120 g)
Eau	2 c. à soupe (30 ml)
Oignon haché	1 tasse (250 ml)
Consommé d'oignon déshydraté	1 c. à thé (5 ml)
Poivron vert tranché	1

Assaisonner le bifteck avec un peu de sel et de poivre noir. Brunir dans la poêle, ajouter un peu d'eau. Laisser mijoter jusqu'à ce que la viande soit tendre. Ajouter le consommé d'oignon, l'oignon, le poivron et d'autre eau. Laisser mijoter pendant environ 10 minutes avec un couvercle.

Rendement par portion

Glucides:	29 g = 7 unités
Gras:	8 g = 1,5 unité
Protéines:	3.1 g
Calories:	310

❖

Bifteck Isabelle

Donne 1 portion

Bifteck de bœuf	4 oz (120 g)
Yogourt nature	2 c. à soupe (30 ml)
Moutarde de Dijon	1 c. à thé (15 ml)
Vinaigre de vin	½ c. à thé (2 ml)
Échalote hachée	1
Sauce Worcestershire	quelques gouttes
Sel et poivre noir au goût	

Parer le bifteck et enlever le surplus de gras. Déposer dans un plat allant au micro-ondes. Cuire de 30 secondes à 1 minute à température élevée. SAUCE: Dans un petit bol, mélanger le yogourt, la moutarde, le vinaigre de vin, l'échalote et la sauce Worcestershire. Saler très peu et poivrer. Cuire de 10 à 15 secondes à température élevée. Servir sur le bifteck.

Rendement par portion

Glucides:	3 g = 0,5 unité
Gras:	7 g = 1,5 unité
Protéines:	27 g
Calories:	189

Bifteck suisse
Donne 1 portion

Bœuf de surlonge	4 oz (120 g)
Poivron vert émincé	¼ tasse (60 ml)
Oignon émincé	¼ tasse (60 ml)
Tomates en conserve	2
Pâte de tomate	1 c. à thé (5 ml)
Champignons frais émincés	3
Sel et poivre noir au goût	
Persil haché	1 c. à soupe (15 ml)

Déposer le bifteck dans un plat allant au micro-ondes. Mettre tous les autres ingrédients au-dessus. Placer au four pendant 20 minutes à température moyenne-élevée (70 %). Laisser reposer 5 minutes. Saler peu et poivrer. Saupoudrer de persil et servir.

Rendement par portion	
Glucides:	19 g = 5 unités
Gras:	7 g = 1,5 unité
Protéines:	28 g
Calories:	242

❖

Bœuf à la cantonaise

Donne 1 portion

Bœuf en lanières	4 oz (120 g)
Poivron vert émincé	½
Oignon haché	1 c. à soupe (15 ml)
Ail haché	1 gousse
Gingembre frais	1 rondelle
Consommé de bœuf sans gras déshydraté	2 c. à soupe (30 ml)
Sauce soja	1 c. à thé (5 ml)
Tomates en quartiers	2
Sel et poivre noir au goût	

Déposer la viande, le poivron, l'oignon et l'ail dans un plat allant au micro-ondes. Couvrir et mettre au four pendant 1 ½ minute à température élevée. Ajouter tous les autres ingrédients, sauf les tomates. Couvrir et mettre de nouveau au four à température moyenne-élevée (70 %) pendant 3 minutes. Ajouter les quartiers de tomates. Recouvrir et laisser reposer 5 minutes. Saler et poivrer avant de servir.

Rendement par portion	
Glucides:	18 g = 4,5 unités
Gras:	14 g = 3 unités
Protéines:	34 g
Calories:	329

❖

Bœuf à la crème et aux champignons
Donne 2 portions

Bœuf en filet	8 oz (240 g)
Oignon haché	2 c. à soupe (30 ml)
Ail haché	1
Champignons frais tranchés	1 tasse (250 ml)
Farine	1 c. à soupe (15 ml)
Consommé de bœuf sans gras	¾ tasse (180 ml)
Pâte de tomate	2 c. à thé (10 ml)
Yogourt nature, 2 %	½ tasse (125 ml)
Poivre noir	1 pincée
Persil haché	1 c. à soupe (15 ml)
Riz cuit	1 tasse (250 ml)

Faire griller la viande, en veillant à ce qu'elle demeure mi-saignante. Réserver. Ensuite, faire revenir l'oignon et l'ail pendant 2 minutes. Ajouter les champignons et les faire cuire pendant 3 minutes en mélangeant à l'occasion. Ajouter la farine sur les légumes et remuer. Verser le consommé et bien remuer. Ajouter la pâte de tomate et laisser cuire en remuant constamment, pour épaissir le mélange légèrement. Retirer du feu, puis ajouter le yogourt, le poivre et le persil; bien remuer. Ajouter la viande et réchauffer (sans laisser bouillir). Servir avec le riz.

Rendement par portion	
Glucides:	47 g = 12 unités
Gras:	15 g = 3 unités
Protéines:	39 g
Calories:	482

❖

Bœuf aux carottes

Donne 1 portion

Carottes en rondelles	$\frac{1}{2}$ tasse (125 ml)
Oignon haché	1 c. à soupe (15 ml)
Bouillon de bœuf, déshydraté sans gras	$\frac{1}{2}$ c. à thé (2 ml)
Eau	$\frac{1}{4}$ tasse (60 ml)
Bœuf (bifteck minute)	4 oz (120 g)
Sauce tomate	2 c. à soupe (30 ml)
Thym	$\frac{1}{4}$ c. à thé (1 ml)
Sel et poivre noir au goût	

Dans un plat allant au micro-ondes, mettre les carottes, l'oignon, l'eau et le bouillon déshydraté. Couvrir et cuire pendant 5 minutes à température élevée. Ajouter la viande, la sauce tomate et le thym. Couvrir et cuire pendant 5 minutes à température moyenne-élevée (70 %). Saler, poivrer et laisser reposer 5 minutes avant de servir.

Rendement par portion	
Glucides:	18 g = 4,5 unités
Gras:	14 g = 3 unités
Protéines:	32 g
Calories:	328

❖

Bœuf aux légumes (1)

Donne 2 portions

Bœuf coupé en cubes	8 oz (240 g)
Consommé de bœuf	¼ tasse (60 ml)
Haricots mungo, germés	1 tasse (250 ml)
Carotte tranchée	½ tasse (125 ml)
Chou vert frisé, tranché	½ tasse (125 ml)
Oignon haché	¼ tasse (60 ml)
Céleri en bâtonnets	½ tasse (125 ml)
Poivron vert	¼ tasse (60 ml)
Thym	½ c. à thé (2 ml)
Basilic	½ c. à thé (2 ml)
Ail émincé	1
Sel et poivre noir au goût	

Placer les cubes de viande sur la grille de la lèchefrite, mettre sous le gril (à *broil*) pour brunir la viande. Placer les cubes de viande dans un plat allant au four et ajouter tous les autres ingrédients. Cuire au four à 325 °F (160 °C) de 30 à 40 minutes.

Rendement par portion	
Glucides:	24 g = 6 unités
Gras:	14 g = 3 unités
Protéines:	35 g
Calories:	351

❖

Bœuf aux légumes (2)

Donne 1 portion

Bœuf maigre, en cubes	4 oz (120 g)
Eau	1 tasse (250 ml)
Bouillon de bœuf, déshydraté, sans gras	1 c. à thé (5 ml)
Poivron vert	¼ tasse (60 ml)
Céleri	¼ tasse (60 ml)
Chou-fleur	½ tasse (125 ml)
Brocoli	½ tasse (125 ml)
Oignon haché	1 c. à soupe (15 ml)
Sel et poivre noir au goût	

Mettre le bœuf dans un plat allant au micro-ondes et le faire cuire pendant 4 minutes à température moyenne-élevée (70 %). Ajouter l'eau, le bouillon et poursuivre la cuisson pendant 6 minutes à la même température. Ajouter les légumes et poursuivre la cuisson encore 8 minutes. Laisser reposer 5 minutes avant de servir.

Rendement par portion	
Glucides:	16 g = 4 unités
Gras:	14 g = 3 unités
Protéines:	38 g
Calories:	333

❖

Bœuf aux tomates à la chinoise

Donne 1 portion

Sauce soja non sucrée	2 c. à soupe (30 ml)
Vinaigre de vin rouge	2 c. à soupe (30 ml)
Bœuf en lanières	4 oz (120 g)
Oignon en morceaux	1
Ail écrasé	1 gousse
Poivron vert en lanières	½ tasse (125 ml)
Tomate fraîche en quartiers	1
Eau	¼ tasse (60 ml)
Bouillon de bœuf en poudre	½ c. à thé (2 ml)

Mélanger la sauce soja et le vinaigre de vin. Bien enrober le bœuf de ce mélange et laisser macérer pendant 1 heure. Faire revenir dans une poêle, pendant 2 à 3 minutes, le bœuf mariné, l'oignon, l'ail et le poivron vert. Ajouter la marinade, l'eau, le bouillon de bœuf en poudre et les morceaux de tomate. Faire cuire pendant encore 5 à 7 minutes et servir très chaud.

Rendement par portion	
Glucides:	33 g = 8 unités
Gras:	26 g = 5 unités
Protéines:	23 g
Calories:	460

❖

Bœuf braisé aux carottes

Donne 1 portion

Bœuf maigre	4 oz (120 g)
Carottes en rondelles	1 tasse (250 ml)
Pâte de tomate	1 c. à thé (5 ml)
Bouillon de bœuf, déshydraté, sans gras	1 c. à thé (5 ml)
Eau	¾ tasse (180 ml)
Thym, persil, sel et poivre noir au goût	

Couper le bœuf en lanières. Faire revenir le bœuf dans une poêle antiadhésive, puis le mettre dans une casserole. Ajouter les carottes, la pâte de tomate, le bouillon de bœuf et l'eau. Saler très peu, poivrer et ajouter le bouquet garni de fines herbes. Couvrir la casserole et faire cuire sur un feu moyen pendant 1 heure. Disposer la viande sur un plat de service chaud et placer les carottes autour.

Rendement par portion

Glucides:	5 g = 1 unité
Gras:	13 g = 2,5 unités
Protéines:	31 g
Calories:	268

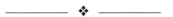

Bœuf en lanières

Donne 1 portion

Bœuf en lanières	4 oz (120 g)
Poivron vert en cubes	1 c. à soupe (15 ml)
Oignon haché	1 c. à soupe (15 ml)
Vin blanc sec	1 c. à thé (5 ml)
Pâte de tomate	½ c. à thé (2 ml)
Champignons frais émincés	3
Origan	¼ c. à thé (1 ml)
Basilic	¼ c. à thé (1 ml)
Fécule de maïs	¼ c. à thé (1 ml)
Sauce Worcestershire	1 goutte
Eau	¼ tasse (60 ml)
Sel et poivre noir au goût	

Déposer tous les ingrédients, sauf le sel, dans un plat pour micro-ondes et bien mélanger. Couvrir et cuire pendant 8 minutes à température élevée. Laisser reposer 5 minutes. Saler très peu et servir.

Rendement par portion	
Glucides:	5 g = 1 unité
Gras:	13 g = 3 unités
Protéines:	32 g
Calories:	275

❖

Bœuf et légumes sautés

Donne 1 portion

Chou-fleur haché finement	½ tasse (125 ml)
Oignon haché	2 c. à soupe (30 ml)
Bœuf en lanières	4 oz (120 g)
Haricots verts, frais ou congelés	½ tasse (125 ml)
Sarriette	½ c. à thé (2 ml)
Sauge	½ c. à thé (2 ml)
Consommé d'oignon déshydraté sans gras	2 c. à soupe (30 ml)

Dans une poêle antiadhésive, faire sauter le chou-fleur et l'oignon pendant 5 minutes. Ajouter le bœuf, les haricots verts, les épices et le consommé. Cuire en remuant pendant 5 minutes de plus ou jusqu'à ce que la viande soit brune et que les haricots soient tendres.

Rendement par portion	
Glucides:	8 g = 2 unités
Gras:	13 g = 2,5 unités
Protéines:	32 g
Calories:	281

———— ❖ ————

Bœuf haché aux fines herbes

Donne 1 portion

Bœuf haché maigre	4 oz (120 g)
Estragon et persil au goût	
Sel et poivre noir au goût	

Mélanger les fines herbes. Façonner le bœuf haché en burger assez épais et l'enrober de l'estragon et du persil. Faire cuire dans une poêle antiadhésive de 3 à 5 minutes de chaque côté. Saler très peu et poivrer. Servir dans une assiette chaude.

Rendement par portion	
Glucides:	0 g
Gras:	17 g = 3,5 unités
Protéines:	21 g
Calories:	242

Bœuf haché surprise

Donne 1 portion

Bœuf haché maigre	4 oz (120 g)
Champignons frais hachés	1 c. à soupe (15 ml)
Oignon haché	1 c. à soupe (15 ml)
Cerfeuil	1 pincée
Origan	1 pincée
Estragon	1 pincée
Ciboulette au goût	

Mélanger tous les ingrédients ensemble et façonner un burger.
Cuire au four à micro-ondes pendant 1 minute à température
élevée; tourner le burger au milieu de la cuisson. Laisser reposer
1 minute avant de servir.

Rendement par portion	
Glucides:	5 g = 1 unité
Gras:	17 g = 2,5 unités
Protéines:	21 g
Calories:	268

❖

Bœuf Stroganoff

Donne 2 portions

Oignon émincé	1 tasse (250 ml)
Bœuf en lanières	6 oz (180 g)
Champignons frais tranchés	1 tasse (250 ml)
Bouillon de poulet	$\frac{2}{3}$ tasse (160 ml)
Basilic	$\frac{1}{4}$ c. à thé (1 ml)
Muscade	$\frac{1}{4}$ c. à thé (1 ml)
Sel et poivre au goût	
Yogourt nature, 2 %	$\frac{1}{2}$ tasse (125 ml)
Jus de citron	1 c. à thé (5 ml)
Persil haché	1 c. à soupe (15 ml)

Faire cuire l'oignon à feu modéré dans une poêle à cuisson sans gras. Ajouter la viande et la faire brunir; bien égoutter. Ajouter les champignons, le bouillon, le sel, le basilic, la muscade et le poivre. Porter à ébullition, couvrir et laisser mijoter à feu modéré pendant 30 minutes. Juste avant de servir, incorporer le yogourt et le jus de citron en battant bien. Garnir de persil.

Rendement par portion	
Glucides:	20 g = 5 unités
Gras:	12 g = 2,5 unités
Protéines:	31 g
Calories:	305

❖

Boulettes de bœuf suédoises

Donne 1 portion

Bœuf haché maigre	4 oz (120 g)
Échalotes hachées	2 c. à soupe (30 ml)
Moutarde	¼ c. à thé (1 ml)
Thym et poivre noir	1 pincée
Champignons frais tranchés	4
Eau	½ tasse (125 ml)
Bouillon de bœuf en poudre	1 c. à thé (5 ml)
Persil haché	

Mélanger le bœuf haché, l'échalote, la moutarde, le thym et le poivre. Façonner en petites boulettes. Faire dorer légèrement dans une poêle antiadhésive. Ajouter les champignons aux boulettes et faire dorer. Ajouter l'eau et le bouillon de bœuf en poudre. Faire cuire pendant 8 à 10 minutes. Servir saupoudré de persil.

Rendement par portion

Glucides:	6 g = 1,5 unité
Gras:	18 g = 3,5 unités
Protéines:	24 g
Calories:	282

❖

Boulettes de viande chinoises

Donne 2 portions

Bœuf haché maigre	8 oz (240 g)
Oignon émincé	1 c. à thé (5 ml)
Sel et poivre noir	
Bouillon de bœuf en poudre	2 c. à thé (10 ml)
Eau	2 tasses (500 ml)
Fèves germées	2 tasses (500 ml)
Poivron vert en morceaux	½ tasse (125 ml)

Mélanger la viande, l'oignon, le sel et le poivre. Façonner la viande en 4 boulettes. Placer au four et faire cuire environ 10 minutes à 350 °F (180 °C). Placer les boulettes dans un plat allant au four, ajouter les légumes et le bouillon. Mettre au four et cuire 1 heure à 450 °F (230 °C) ou jusqu'à ce que les légumes soient tendres. Servir.

Rendement par portion		
Glucides:	20 g = 5 unités	
Gras:	18 g = 3,5 unités	
Protéines:	26 g	
Calories:	351	

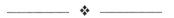

Brochette de bœuf

Donne 1 portion

Bœuf en cubes	4 oz (120 g)
Sauce soja	2 c. à soupe (30 ml)
Vinaigre de vin rouge	2 c. à soupe (30 ml)
Origan séché	1 c. à thé (5 ml)
Tomate fraîche	1
Poivron	½ tasse (125 ml)
Sel et poivre noir au goût	

Couper le bœuf en 4 cubes. Dans un bol en verre, verser la sauce soja, le vinaigre de vin et ajouter l'origan. Bien enrober les cubes de ce mélange et laisser macérer au réfrigérateur pendant au moins 2 heures. Bien égoutter. Couper la tomate et le poivron en morceaux. Enfiler sur une brochette le bœuf et les légumes en alternant. Chauffer le four à gril (*broil*) et faire griller de 12 à 15 minutes en retournant la brochette. Mettre une lèchefrite à l'étage au-dessous. Saler très peu et poivrer après la cuisson. Servir dans une assiette chaude.

Rendement par portion	
Glucides:	16 g = 4 unités
Gras:	9 g = 2 unités
Protéines:	30 g
Calories:	259

❖

Brochette de bœuf haché

Donne 1 portion

Bœuf haché maigre	4 oz (120 g)
Ail haché	1 c. à thé (5 ml)
Oignon haché	1 c. à soupe (15 ml)
Origan	1 pincée
Poivre au goût	
Poivron vert en morceaux	½ tasse (125 ml)
Champignons frais entiers	3 tasses (750 ml)
Tomate	2 quartiers
Sauce Worcestershire	1 c. à thé (5 ml)

Mélanger la viande, l'ail, l'oignon, les fines herbes et le poivre. Façonner en petites boulettes. Faire la brochette en alternant les boulettes de viande et les légumes. Se servir d'une brochette de bois. Badigeonner de sauce Worcestershire et cuire au micro-ondes, sans couvrir, pendant 2 minutes à température élevée.

Rendement par portion

Glucides:	33 g = 8 unités
Gras:	18 g = 3,5 unités
Protéines:	31 g
Calories:	407

———— ❖ ————

Burger à l'estragon

Donne 1 portion

Bœuf haché maigre	4 oz (120 g)
Estragon	½ c. à thé (2 ml)
Échalotes hachées	2
Ail émincé	1 gousse
Sel et poivre noir au goût	

Combiner tous les ingrédients. Façonner la viande en un burger. Faire griller le burger dans une poêle antiadhésive.

Rendement par portion

Glucides:	2 g = 0,5 unité
Gras:	17 g = 2,5 unités
Protéines:	21 g
Calories:	251

Burger de bœuf aux poivrons

Donne 2 portions

Bœuf haché maigre	8 oz (240 g)
Ail haché	1 gousse
Sel et poivre noir	
Poivron vert tranché	½ tasse (125 ml)
Poivron rouge tranché	½ tasse (125 ml)
Oignon tranché	½ tasse (125 ml)
Bouillon de bœuf en poudre	½ c. à thé (2 ml)
Eau	½ tasse (125 ml)

Mélanger la viande, l'ail, le sel et le poivre. Modeler la viande en 4 burgers; placer sur la grille de la lèchefrite et cuire environ 15 minutes à 425 °F (220 °C). Placer les burgers dans une casserole, ajouter le poivron vert, le poivron rouge, l'oignon, le bouillon en poudre et l'eau. Couvrir et cuire à feu modéré environ 15 minutes ou jusqu'à ce que les légumes soient tendres. Rajouter un peu de bouillon, si nécessaire. Servir.

Rendement par portion	
Glucides:	12 g = 3 unités
Gras:	9 g = 2 unités
Protéines:	12 g
Calories:	181

❖

Casserole campagnarde

Donne 2 portions

Échalotes hachées	2 c. à soupe (30 ml)
Ail haché	1 gousse
Bœuf en cubes	8 oz (240 g)
Tomate fraîche, pelée et en morceaux	½ tasse (125 ml)
Bouillon au bœuf sans gras	½ tasse (125 ml)
Sel	½ c. à thé (2 ml)
Poivre noir et persil au goût	
Champignons frais tranchés	½ tasse (125 ml)

Faire dorer les échalotes et l'ail dans une poêle à cuisson sans gras. Retirer les échalotes de la poêle et faire brunir les morceaux de viande. Mettre de côté. Dans une casserole, faire cuire les morceaux de tomate, ajouter le sel, le poivre et le bouillon. Porter à ébullition et ajouter la viande, l'ail et les échalotes. Couvrir et laisser mijoter à feu doux pendant 2 heures. Rajouter un peu de bouillon, si nécessaire. Parsemer de champignons et continuer la cuisson pendant 15 minutes. Au moment de servir, garnir de persil.

Rendement par portion	
Glucides:	4 g = 1 unité
Gras:	9 g = 2 unités
Protéines:	26 g
Calories:	200

❖

Chaudronnée de bœuf et de tomates

Donne 4 portions

Bœuf en cubes	1 lb (454 g)
Oignon en quartiers	2 quartiers
Carottes en morceaux	4
Céleri en morceaux	2 branches
Champignons frais	12
Tomates pelées, en morceaux	1 tasse (250 ml)
Bouillon de bœuf	1 ½ tasse (375 ml)
Basilic	¼ c. à thé
Ail haché	1 gousse
Thym	¼ c. à thé (1 ml)
Sel au goût	
Poivre noir au goût	
Persil haché	1 c. à soupe (15 ml)

Faire brunir la viande dans une poêle à cuisson sans gras. Ajouter le reste des ingrédients, couvrir et mettre au four pendant 2 ½ heures à 300 °F (150 °C). Au moment de servir, garnir de persil.

Rendement par portion	
Glucides:	15 g = 4 unités
Gras:	9 g = 2 unités
Protéines:	29 g
Calories:	252

❖

Chop suey au bœuf

Donne 2 portions

Poivron vert haché	½ tasse (125 ml)
Céleri coupé	1 tasse (250 ml)
Oignon émincé	¼ tasse (60 ml)
Bouillon de bœuf	2 tasses (500 ml)
Bœuf en cubes	8 oz (240 g)
Fèves germées	2 tasses (500 ml)
Sauce soja sans sucre	2 c. à soupe (30 ml)
Ail émincé	1 gousse
Gingembre émincé	1 c. à soupe (15 ml)

Faire cuire le poivron vert, le céleri et l'oignon à feu doux dans la moitié du bouillon, pendant 10 minutes. Faire brunir la viande dans une poêle à cuisson sans gras; bien égoutter. Ajouter les cubes de bœuf et le reste des ingrédients aux légumes; couvrir et continuer la cuisson environ 10 minutes.

Rendement par portion	
Glucides:	18 g = 4,5 unités
Gras:	9 g = 2 unités
Protéines:	35 g
Calories:	287

❖

Chow mein au bœuf

Donne 2 portions

Bœuf haché maigre	8 oz (240 g)
Oignon haché	2 c. à soupe (30 ml)
Ail émincé	1 c. à thé (5 ml)
Gingembre émincé	2 c. à thé (10 ml)
Céleri haché	¼ tasse (60 ml)
Fèves germées	½ tasse (125 ml)
Champignons frais tranchés	½ tasse (125 ml)
Courgette tranchée	½ tasse (125 ml)

Mélanger la viande et l'oignon. Dans une poêle à cuisson sans gras, brunir la viande. Égoutter et enlever le surplus de gras de cuisson. Ajouter la courgette, couvrir et cuire pendant quelques minutes. Ajouter ensuite le reste des ingrédients. Couvrir et laisser mijoter à feu doux pendant 5 à 10 minutes.

Variante: vous pouvez utiliser du poulet à la place du bœuf.

Rendement par portion	
Glucides:	9 g = 2 unités
Gras:	18 g = 3,5 unités
Protéines:	24 g
Calories:	283

❖

Croquettes parisiennes

Donne 2 personnes

Bœuf haché maigre	8 oz (240 g)
Ail haché	1 gousse
Champignons frais tranchés	1 tasse (250 ml)
Basilic	1 c. à thé (5 ml)
Persil	1 c. à thé (5 ml)
Sel et poivre noir	1 pincée
Tomates italiennes	1 tasse (250 ml)
Pâte de tomate	2 c. à thé (10 ml)
Moutarde de Dijon	1 c. à thé (5 ml)

Faire 4 croquettes avec la viande. Mettre l'ail, les champignons, le basilic, le persil, le sel et le poivre dans un plat allant au micro-ondes. Couvrir et cuire au four pendant 3 minutes à température élevée. Ensuite, ajouter les tomates et les croquettes. Couvrir et remettre au four pendant 4 minutes à température élevée. Retirer les croquettes et ajouter la pâte de tomate et la moutarde. Couvrir et remettre au four pendant 1 minute à température élevée.

Rendement par portion	
Glucides:	19 g = 5 unités
Gras:	18 g = 3,5 unités
Protéines:	25 g
Calories:	330

❖

Cubes de bœuf à l'italienne

Donne 2 portions

Bœuf en cubes	8 oz (240 g)
Bouillon de bœuf	3 tasses (750 ml)
Tomates pelées tranchées	2
Échalotes hachées	2 c. à soupe (30 ml)
Origan	¼ c. à thé (1 ml)
Basilic	¼ c. à thé (1 ml)
Sel et poivre et persil au goût	

Déposer dans une casserole les morceaux de bœuf, le bouillon, les assaisonnements, les échalotes et les tomates. Laisser mijoter à feu modéré, sans couvrir, pendant environ 45 minutes. Servir.

Rendement par portion

Glucides:	6 g = 1,6 unité
Gras:	9 g = 2 unités
Protéines:	30 g
Calories:	231

❖

Demi-sandwich au bœuf

Donne 1 portion

Bœuf rôti maigre	4 oz (120 g)
Mayonnaise légère	1 c. à soupe (15 ml)
Échalote finement hachée	1 c. à soupe (15 ml)
Sel et poivre	1 pincée
Moutarde de Dijon	1 c. à thé (5 ml)
Laitue en feuille	
Pain tranché, blé entier	1 tranche

Hacher le bœuf, mélanger à la mayonnaise légère, à la moutarde et à l'échalote. Saler et poivrer. Couper la tranche de pain en deux. Placer une feuille de laitue sur la demi-tranche de pain, étendre le mélange de bœuf et recouvrir avec l'autre demi-tranche de pain.

Rendement par portion

Glucides:	15 g = 4 unités
Gras:	14 g = 3 unités
Protéines:	30 g
Calories:	308

Goulache

Donne 1 portion

Bœuf en cubes	4 oz (120 g)
Oignon haché	1 c. à soupe (15 ml)
Pâte de tomate	1 c. à soupe (15 ml)
Eau	¾ tasse (180 ml)
Consommé d'oignon déshydraté	2 c. à soupe (30 ml)
Paprika	1 pincée
Feuille de laurier	1
Thym	½ c. à thé (2 ml)
Persil	1 bouquet

Enrober la viande de paprika. Déposer la viande dans un plat allant au micro-ondes, ajouter l'oignon et mettre au four à température élevée pendant 1½ minute. Ajouter les autres ingrédients. Couvrir et cuire pendant 6 minutes à température moyenne-élevée (70 %). Laisser reposer 5 minutes et servir avec un bouquet de persil.

Rendement par portion	
Glucides:	4 g = 1 unité
Gras:	7 g = 1,5 unité
Protéines:	24 g
Calories:	178

❖

Pain de viande à l'italienne
Donne 1 portion

Bœuf haché maigre	6 oz (180 ml)
Fromage mozzarella partiellement écrémé, râpé	2 c. à soupe (30 ml)
Origan	½ c. à thé (2 ml)
Basilic	½ c. à thé (2 ml)
Consommé d'oignon déshydraté	2 c. à thé (10 ml)
Fromage parmesan râpé	1 c. à soupe (15 ml)
Blanc d'œuf	1
Poivre noir	
Sauce tomate	¼ tasse (60 ml)

Dans un bol, mélanger les ingrédients suivants: la viande, le consommé d'oignon, le blanc d'œuf, le poivre, la moitié de la sauce tomate, l'origan et le basilic. Déposer le tout sur un papier ciré et en faire un carré. Ajouter le fromage au centre et faire un beau rouleau. Cuire au micro-ondes, sans couvrir, pendant 3 minutes à température élevée et continuer 2 minutes à température moins élevée. Éliminer le jus de cuisson et laisser reposer 5 minutes recouvert de papier d'aluminium. Retirer le papier d'aluminium. Napper du reste de la sauce tomate et du fromage râpé au moment de servir, puis mettre au four pendant 40 secondes.

Rendement par portion
Glucides:	6 g = 1,5 unité
Gras:	33 g = 6,5 unités
Protéines:	47 g
Calories:	517

Pain de viande assaisonné

Donne 2 portions

Bœuf haché maigre	8 oz (240 g)
Jus de tomate	½ tasse (125 ml)
Poivron vert haché	2 c. à soupe (30 ml)
Oignon haché	2 c. à thé (10 ml)
Basilic	⅛ c. à thé (0,5 ml)
Sauce Worcestershire	¼ c. à thé (1 ml)
Sel et poivre noir	

Mélanger tous les ingrédients et placer dans un petit plat allant au four. Cuire à 375 °F (190 °C) pendant 25 à 30 minutes. Bien égoutter avant de servir.

Rendement par portion

Glucides:	1 g = 1 unité
Gras:	17 g = 3,5 unités
Protéines:	22 g
Calories:	260

❖

Brochette aux foies de poulet

Donne 1 portion

Foies de poulet	4 oz (120 g)
Champignons frais	3
Tomates cerises	3
Poivron vert	3 morceaux
Oignon	3 morceaux
Sauce soja	2 c. à soupe (30 ml)

Nettoyer le foie de sa membrane et le faire mariner dans la sauce soja 30 minutes. Ajouter les légumes et laisser mariner au réfrigérateur pendant encore 30 minutes. Monter la brochette en alternant les foies avec les légumes. Mettre au four à micro-ondes, sans couvrir, pendant 2 minutes à température élevée. Servir.

Rendement par portion

Glucides:	20 g = 5 unités
Gras:	5 g = 1 unité
Protéines:	26 g
Calories:	221

Foies de poulet

Donne 1 portion

Foies de poulet	4 oz (120 g)
Champignons frais tranchés	½ tasse (125 ml)
Sauce Tabasco	4 gouttes
Oignon haché	½ tasse (125 ml)
Moutarde sèche	1 pincée
Sel et poivre au goût	

Vaporiser une sauteuse d'un enduit antiadhésif genre Pam et ajouter un peu d'eau. Combiner les autres ingrédients et cuire les foies.

Rendement par portion

Glucides:	18 g = 4,5 unités
Gras:	5 g = 1 unité
Protéines:	23 g
Calories:	204

❖

Foies de poulet sautés

Donne 1 portion

Foies de poulet	4 oz (120 g)
Poivron vert en lanières	½ tasse (125 ml)
Sauce tomate	1 c. à soupe (15 ml)
Consommé d'oignon déshydraté	1 sachet
Eau	½ tasse (125 ml)
Persil haché, thym et poivre noir	

Couper les foies de poulet en lanières. Les faire sauter dans une poêle antiadhésive et poivrer. Ajouter la pâte de tomate, une pincée de thym, le consommé d'oignon et l'eau. Faire cuire 10 minutes à feu moyen. Servir saupoudré de persil.

Rendement par portion

Glucides:	8 g = 2 unités
Gras:	5 g = 1 unité
Protéines:	21 g
Calories:	159

Foie de veau au basilic

Donne 1 portion

Foie de veau	4 oz (120 g)
Oignon émincé	2 c. à soupe (30 ml)
Jus de citron	1 c. à soupe (15 ml)
Basilic	½ c. à thé (2 ml)
Sel, poivre noir et persil au goût	

Déposer le foie dans un plat allant au micro-ondes. Ajouter l'oignon, le jus de citron et le basilic. Couvrir et cuire pendant 2 minutes à température élevée. Saler très peu et poivrer. Saupoudrer de persil et servir.

Rendement par portion

Glucides:	9 g = 2 unités
Gras:	5 g = 1 unité
Protéines:	20 g
Calories:	164

❖

Foie de veau au poireau

Donne 1 portion

Foie de veau	4 oz (120 g)
Poireau (le blanc)	1
Consommé de poulet déshydraté (facultatif)	½ c. à thé (2 ml)
Yogourt nature sans gras (0,1 %)	1 c. à soupe (15 ml)
Eau	¼ tasse (60 ml)

Déposer le blanc de poireau, le consommé et l'eau dans un plat. Couvrir et mettre au four à micro-ondes 1 ½ minute à température élevée. Ajouter le foie, couvrir et cuire encore 1 ½ minute. Retirer le foie et ajouter le yogourt. Mélanger et napper le foie de cette sauce. Servir très chaud.

Rendement par portion

Glucides:	24 g = 6 unités
Gras:	6 g = 1 unité
Protéines:	23 g
Calories:	236

Foie de veau aux fines herbes

Donne 2 portions

Champignons frais tranchés	1 tasse (250 ml)
Carotte en julienne	½ tasse (125 ml)
Poivron vert en lanières	½ tasse (125 ml)
Ail haché	1 gousse
Foie de veau coupé	8 oz (240 g)
Bouillon de poulet sans gras	½ tasse (125 ml)
Farine	2 c. à thé (10 ml)
Tomate pelée, hachée	1 tasse (250 ml)
Romarin, sel et poivre noir au goût	
Persil frais haché au goût	

Dans une poêle antiadhésive, faire revenir les champignons, la carotte, le poivron et l'ail pendant 5 minutes, jusqu'à ce que les légumes soient tendres et croquants. Ajouter le foie et le faire revenir rapidement pendant 5 minutes, jusqu'à ce que sa couleur rosée disparaisse. Dans un bol, délayer la farine dans 1 c. à soupe (15 ml) de bouillon. Ajouter le reste du bouillon au foie ainsi que la tomate et le romarin. Laisser cuire en remuant constamment jusqu'à ce que la sauce épaississe. Servir en parsemant de persil.

Rendement par portion	
Glucides:	28 g = 7 unités
Gras:	5 g = 1 unité
Protéines:	24 g
Calories:	250

❖

Foie de veau aux légumes

Donne 1 portion

Foie de veau	4 oz (120 g)
Poivron vert émincé	1
Oignon émincé	1 c. à soupe (15 ml)
Bouillon de bœuf	⅓ tasse (80 ml)
Origan	¼ c. à thé (1 ml)

Cuire les légumes émincés au four à micro-ondes pendant 2 minutes à température élevée. Ajouter les autres ingrédients et remettre au four pendant 2 minutes à température élevée. Laisser reposer 4 minutes avant de servir.

Rendement par portion

Glucides:	11 g	= 3 unités
Gras:	5 g	= 1 unité
Protéines:	21 g	
Calories:	175	

❖

Foie de veau pékinois

Donne 1 portion

Foie veau	4 oz (120 g)
Oignon haché	1 c. à soupe (15 ml)
Poivron vert haché	2 c. à soupe (30 ml)
Ail haché	½ gousse
Tomate en quartiers	1
Persil frais	1 c. à thé (5 ml)
Sauce soja	½ c. à thé (2 ml)
Poivre noir au goût	

Déposer les légumes dans un plat allant au micro-ondes. Couvrir et cuire pendant 2 minutes à température élevée. Ajouter le foie, la sauce soja, le persil et le poivre. Couvrir et cuire 1½ minute à température élevée. Servir.

Rendement par portion

Glucides:	13 g	= 3 unités
Gras:	5 g	= 1 unité
Protéines:	22 g	
Calories:	188	

Foie de veau grillé au poivron vert

Donne 1 portion

Foie de veau	4 oz (120 g)
Poivron vert haché	½ tasse (125 ml)
Oignon émincé	1 c. à thé (5 ml)
Ail haché	1 gousse
Sel et poivre noir au goût	

Placer la tranche de foie de veau dans un plat allant au four. Assaisonner (des deux côtés) avec l'oignon, l'ail, le sel, le poivre et le poivron vert. Mettre au four sous le gril et faire griller de 8 à 10 minutes d'un côté. Retourner et faire griller de 8 à 10 minutes, jusqu'à ce que le foie soit bien cuit.

Rendement par portion	
Glucides:	14 g = 3,5 unités
Gras:	5 g = 1 unité
Protéines:	21 g
Calories:	189

❖

Boulettes de porc aux tomates

Donne 2 portions

Oignon haché	½ tasse (125 ml)
Ail haché	1 gousse
Porc haché maigre	8 oz (240 g)
Pain tranché coupé en dés	1 tranche
Yogourt nature, 2 %	2 c. à soupe (30 ml)
Persil frais haché	1 c. à soupe (15 ml)
Sel	
Romarin	¼ c. à thé (1 ml)
Poivre noir	
Tomates en conserve, écrasées	1 tasse (250 ml)
Sauce Worcestershire	1 c. à thé (5 ml)

Dans une poêle antiadhésive, faire revenir en remuant constamment la moitié de l'oignon et l'ail. Mettre dans un bol et ajouter la viande, le pain, le yogourt, le persil, le sel, le romarin et le poivre; bien mélanger le tout. Façonner 8 boulettes et faire griller sur la grille de la lèchefrite en les retournant une fois, jusqu'à ce qu'elles deviennent dorées. Faire revenir le reste des oignons. Ajouter les boulettes, les tomates, la sauce Worcestershire et bien mélanger. Couvrir et laisser mijoter pendant 30 minutes. Servir.

Rendement par portion	
Glucides:	17 g = 4 unités
Gras:	4 g = 1 unité
Protéines:	15 g
Calories:	168

❖

Porc aigre-doux à l'ananas
Donne 2 portions

Poivron vert en lanières	½ tasse (125 ml)
Carotte tranchée finement	¼ tasse (60 ml)
Échalotes hachées	¼ tasse (60 ml)
Ail haché	2 gousses
Porc cuit, en dés	6 oz (180 g)
Bouillon de poulet sans gras	½ tasse (125 ml)
Vinaigre de vin	2 c. à thé (10 ml)
Sauce soja sans sucre	2 c. à thé (10 ml)
Cassonade	1 c. à thé (5 ml)
Eau	1 c. à soupe (15 ml)
Fécule de maïs	2 c. à thé (10 ml)
Ananas en morceaux	½ tasse (125 ml)

Dans une poêle antiadhésive, faire revenir le poivron vert, la carotte, l'ail et les échalotes pendant 5 minutes ou jusqu'à ce que les légumes soient tendres mais encore croquants. Ajouter la viande, le bouillon de poulet, le vinaigre, la sauce soja et la cassonade, puis remuer et porter le tout à ébullition. Baisser le feu et laisser mijoter pendant 5 minutes. Dans un bol, bien délayer la fécule de maïs dans l'eau; verser ce mélange dans la poêle et ajouter l'ananas. Laisser cuire en remuant constamment jusqu'à ce que le mélange épaississe légèrement.

Rendement par portion	
Glucides:	24 g = 6 unités
Gras:	18 g = 3,5 unités
Protéines:	24 g
Calories:	341

❖

Porc à l'ananas
Donne 2 portions

Porc coupé en cubes	8 oz (240 g)
Oignon haché	¼ tasse (60 ml)
Vinaigre	1 c. à soupe (15 ml)
Sauce soja	1 c. à soupe (15 ml)
Eau	¼ tasse (60 ml)
Jus d'ananas non sucré	¼ tasse (60 ml)
Ananas en tranches	3 tranches
Poivron vert tranché	1
Fécule de maïs	2 c. à thé (10 ml)
Eau froide	1 c. à soupe (15 ml)
Sel et poivre noir au goût	

Dans une poêle à cuisson sans gras, faire revenir le porc et l'oignon à feu doux pendant 10 minutes. Ajouter le sel, le poivre, le vinaigre, la sauce soja, l'eau et le jus d'ananas. Couvrir et laisser mijoter environ 30 minutes. Ajouter les ananas, le poivron et la fécule de maïs délayée dans l'eau. Cuire en brassant jusqu'à épaississement (10 minutes).

Rendement par portion	
Glucides:	28 g = 7 unités
Gras:	8 g = 1,5 unité
Protéines:	24 g
Calories:	270

❖

Porc à l'oignon et aux pommes

Donne 1 portion

Côtelettes de porc	4 oz (120 g)
Moutarde épicée	1 c. à thé (5 ml)
Beurre ou huile d'olive	½ c. à thé (2 ml)
Pomme pelée, tranchée	1
Oignon tranché	¼ tasse (60 ml)
Sarriette moulue	¼ c. à thé (1 ml)
Persil	

Préchauffer le gril (*broil*). Étaler la moutarde sur les deux côtés des côtelettes et faire griller sur la grille de la lèchefrite. Retourner les côtelettes une fois durant la cuisson. Pendant ce temps, faire fondre le beurre ou l'huile d'olive à feu moyen dans une poêle antiadhésive; y faire revenir la pomme et l'oignon jusqu'à ce que l'oignon brunisse légèrement. Réduire à feu doux et saupoudrer de sarriette. Couvrir et laisser cuire, en remuant de temps à autre, jusqu'à ce que les tranches de pomme deviennent tendres. Pour servir, napper la viande de sauce aux pommes et garnir de persil.

Rendement par portion	
Glucides:	24 g = 6 unités
Gras:	6 g = 1 unité
Protéines:	25 g
Calories:	253

❖

Riz frit au porc

Donne 2 portions

Huile végétale	1 c. à thé (5 ml)
Riz à longs grains, cuit	1 tasse (250 ml)
Sauce soja	1 c. à soupe (15 ml)
Échalotes hachées	¼ tasse (60 ml)
Porc cuit, en cubes	6 oz (180 g)
Œuf battu	1

Dans une poêle antiadhésive, faire chauffer l'huile et y réchauffer le riz et la sauce soja en remuant constamment. Ajouter les échalotes et les faire revenir jusqu'à ce qu'elles soient tendres; ajouter la viande et bien laisser réchauffer le mélange. Ajouter l'œuf et laisser cuire en remuant jusqu'à ce qu'il prenne; servir immédiatement.

Rendement par portion	
Glucides:	25 g = 6 unités
Gras:	24 g = 5 unités
Protéines:	28 g
Calories:	431

❖

Roulades de jambon
Donne 2 portions

Oignon haché	¼ tasse (60 ml)
Champignons frais hachés	1 tasse (250 ml)
Jambon cuit	6 tranches
Brocoli frais ou congelé	10 oz (300 g)

SAUCE

Beurre	1 c. à thé (5 ml)
Farine	2 c. à thé (10 ml)
Lait, 2 %	½ tasse (125 ml)
Eau	1 c. à thé (5 ml)
Poivre noir au goût	
Fromage écrémé, râpé	¼ tasse (60 ml)
Cari	½ c. à thé (2 ml)
Sel	

Faire revenir l'oignon à feu moyen. Ajouter les champignons et faire revenir 2 minutes. Retirer du feu. Garnir chaque tranche de jambon du mélange de légumes cuits. Y déposer une tige de brocoli. Rouler et déposer dans un plat allant au four.

SAUCE:

Faire fondre le beurre dans une poêle, ajouter l'eau, puis la farine. Cuire à feu moyen pendant 1 minute. Ajouter le lait graduellement et cuire en brassant durant 10 minutes jusqu'à épaississement. Assaisonner et ajouter le fromage. Verser sur les roulades de jambon. Cuire à 350 °F (180 °C) pendant 20 minutes. Découvrir et cuire 5 minutes.

Rendement par portion	
Glucides:	46 g = 7,5 unités
Gras:	21 g = 5 unités
Protéines:	39 g
Calories:	520

Bifteck de veau au paprika

Donne 1 portion

Veau en tranches	4 oz (120 g)
Tomate en morceaux	1
Oignon haché finement	1
Paprika, sel et poivre noir au goût	
Eau	2 c. à soupe (30 ml)

Faire revenir la tranche de veau dans une poêle. Ajouter l'oignon, la tomate, saupoudrer de paprika, saler très peu, poivrer et ajouter l'eau. Couvrir et laisser mijoter pendant 10 minutes. Servir très chaud.

Rendement par portion	
Glucides:	11 g = 3 unités
Gras:	3 g = 0,5 unité
Protéines:	25 g
Calories:	170

❖

Blanquette de veau

Donne 1 portion

Veau en cubes	4 oz (120 g)
Oignon tranché	½
Persil	1 branche
Eau	½ tasse (125 ml)
Feuille de laurier	1
Champignons frais émincés	3
Yogourt nature, 2 %	1 c. à soupe (15 ml)
Persil haché	1 c. à thé (5 ml)
Sel et poivre noir au goût	

Déposer le veau, l'oignon, la branche de persil, l'eau et la feuille de laurier dans un plat. Mettre au four à micro-ondes 15 minutes à température moyenne (50 %). Laisser reposer 5 minutes. Cuire les champignons dans un autre plat pendant 1 minute à température élevée. Retirer la branche de persil et la feuille de laurier. Ajouter les champignons à la viande. Saler très peu et poivrer. Ajouter le yogourt, saupoudrer de persil et servir.

Rendement par portion	
Glucides:	9 g = 2 unités
Gras:	3 g = 0,5 unité
Protéines:	25 g
Calories:	170

❖

Boulettes de veau à l'indienne

Donne 1 portion

Veau haché	4 oz (120 g)
Oignon haché	1 c. à soupe (15 ml)
Ail haché	1 gousse
Cari	$\frac{1}{4}$ c. à thé (1 ml)
Cannelle	$\frac{1}{4}$ c. à thé (1 ml)
Poivre de Cayenne	$\frac{1}{4}$ c. à thé (1 ml)
Eau	$\frac{1}{2}$ tasse (125 ml)
Bouillon d'oignon en poudre	$\frac{1}{2}$ c. à thé (2 ml)
Chou-fleur en morceaux	$\frac{1}{2}$ tasse (125 ml)
Épinards hachés	$\frac{1}{2}$ tasse (125 ml)
Citron	1 tranche

Mélanger le veau, l'oignon, l'ail, le cari, la cannelle et le poivre de Cayenne. Façonner en petites boulettes. Faire revenir les boulettes dans une poêle antiadhésive. Ajouter l'eau et le bouillon d'oignon. Faire cuire pendant environ 8 minutes. Servir très chaud. Décorer d'une tranche de citron.

Rendement par portion	
Glucides:	5 g = 1 unité
Gras:	5 g = 1 unité
Protéines:	23 g
Calories:	156

❖

Brochette de veau

Donne 1 portion

Vinaigre de vin rouge	2 c. à soupe (30 ml)
Sauce Worcestershire	1 c. à soupe (15 ml)
Poivre en grains, origan et cerfeuil au goût	
Filet de veau	4 oz (120 g)
Poivron vert en carrés	½ tasse (125 ml)
Tomate fraîche	2 quartiers
Courgette en rondelles	3 rondelles
Champignons frais	3

Dans un bol en verre, verser le vinaigre de vin, la sauce Worcestershire et ajouter les assaisonnements. Couper la viande en 4 morceaux. La placer dans la marinade, mettre au réfrigérateur et laisser mariner pendant 2 heures. Prendre une brochette en bambou et monter la brochette en alternant la viande et les légumes. Placer au four à micro-ondes pendant 2 minutes à température élevée; retourner la brochette durant la cuisson. Laisser reposer 3 minutes avant de servir.

Rendement par portion	
Glucides:	20 g = 5 unités
Gras:	4 g = 1 unité
Protéines:	29 g
Calories:	221

❖

Burgers de veau au cerfeuil

Donne 1 portion

Veau haché maigre	4 oz (120 g)
Cerfeuil	½ c. à thé (2 ml)
Échalote hachée	1 c. à thé (5 ml)
Ail émincé	1 gousse
Sel et poivre noir au goût	

Combiner tous les ingrédients. Modeler la viande en un burger. Placer sur la grille de la lèche-frite et cuire de chaque côté environ 7 minutes à 350 °F (180 °C).

Rendement par portion	
Glucides:	1 g
Gras:	3 g = 0,5 unité
Protéines:	23 g
Calories:	131

❖

Côtelette de veau bonne femme

Donne 2 portions

Côtelettes de veau	2 de 4 oz (120 g)
Sel	1 c. à thé (5 ml)
Poivre noir	½ c. à thé (2 ml)
Oignon tranché	½ tasse (125 ml)
Pommes de terre tranchées	2
Moutarde de Dijon	¼ c. à thé (1 ml)
Cari	1 pincée
Bouillon de poulet sans gras	¾ tasse (180 ml)
Paprika au goût	

Assaisonner les côtelettes et les placer dans un plat allant au four. Ajouter les légumes en faisant alterner les rangs de pommes de terre et d'oignons; finir avec les pommes de terre. Ajouter la moutarde et la poudre de cari au bouillon de poulet. Verser sur le mélange de côtelettes et de légumes. Saupoudrer de paprika. Couvrir et cuire au four à 350 °F (180 °C) pendant 1 heure.

Rendement par portion	
Glucides:	24 g = 6 unités
Gras:	4 g = 1 unité
Protéines:	28 g
Calories:	243

Croquettes de veau

Donne 1 portion

Veau haché	4 oz (120 g)
Oignon haché	1 c. à soupe (15 ml)
Persil haché	1 c. à thé (5 ml)
Poivron vert émincé	½ tasse (125 ml)
Champignons frais émincés	4
Bouillon de poulet en poudre	¼ c. à thé (1 ml)
Eau	¼ tasse (60 ml)
Sauce soja	½ c. à thé (2 ml)
Fécule de maïs	¼ c. à thé (1 ml)
Romarin	¼ c. à thé (1 ml)
Sel et poivre noir au goût	

Mélanger la viande, l'oignon, le persil et façonner en 2 croquettes. Saler et poivrer. Déposer les croquettes, les champignons et les poivrons dans un plat allant au micro-ondes. Couvrir et mettre au four à température élevée pendant 2 minutes. Diluer la fécule de maïs dans l'eau froide, ajouter la sauce soja et le romarin. Couvrir et cuire pendant 2 minutes à température élevée. Laisser reposer de 2 à 3 minutes avant de servir.

Rendement par portion	
Glucides:	8 g = 2 unités
Gras:	8 g = 1,5 unité
Protéines:	25 g
Calories:	208

❖

Escalopes de veau à la hongroise

Donne 2 portions

Escalopes de veau	2 de 4 oz (120 g)
Oignon en rondelles	¼ tasse (60 ml)
Bouillon de poulet	3 c. à soupe (45 ml)
Yogourt nature, 2 %	⅓ tasse (80 ml)
Paprika	½ c. à thé (2 ml)
Sel et poivre noir au goût	

Faire brunir les escalopes des deux côtés. Placer sur la grille de la lèchefrite; mettre sous le gril (*broil*) quelques minutes et retourner les escalopes une fois. Placer dans un plat allant au four, ajouter l'oignon. Verser le bouillon de poulet sur les escalopes et ajouter le paprika, le sel et le poivre. Couvrir et cuire au four à 375 °F (190 °C) pendant 15 minutes, jusqu'à ce que les escalopes soient presque tendres. Enlever le couvercle, élever la température du four à 500 °F (260 °C) et laisser cuire 5 minutes pour évaporer le liquide. Ajouter le yogourt et réchauffer le mélange.

Rendement par portion	
Glucides:	5 g = 1 unité
Gras:	3 g = 0,5 unité
Protéines:	28 g
Calories:	164

❖

Escalope de veau au paprika

Donne 1 portion

Oignon émincé	1 c. à soupe (15 ml)
Yogourt nature, 2 %	1 c. à thé (5 ml)
Escalope de veau	4 oz (120 g)
Sel, poivre noir et paprika au goût	

Déposer l'oignon dans un plat allant au micro-ondes et mettre au four à température élevée pendant 2 minutes. Saupoudrer de paprika, de sel et de poivre les deux côtés de l'escalope et déposer celle-ci sur l'oignon cuit. Mettre au four pendant 1 minute à température élevée et laisser reposer 3 minutes. Avant de servir, mélanger le yogourt au jus de cuisson et napper l'escalope.

Rendement par portion	
Glucides:	21 g = 5 unités
Gras:	5 g = 1 unité
Protéines:	29 g
Calories:	250

❖

Escalope de veau gratinée

Donne 1 portion

Escalope de veau	4 oz (120 g)
Consommé d'oignon, déshydraté, sans gras	¼ c. à thé (1 ml)
Eau	2 c. à soupe (30 ml)
Estragon au goût	
Fromage cheddar râpé	2 c. à soupe (30 ml)

Mettre l'escalope dans un plat antiadhésif allant au four et ajouter le consommé d'oignon ainsi que l'eau. Saupoudrer d'estragon et de fromage râpé. Faire cuire au four à 450 °F (230 °C) pendant 15 minutes. Servir dans le plat de cuisson.

Rendement par portion	
Glucides:	2 g = 0,5 unité
Gras:	4 g = 1 unité
Protéines:	32 g
Calories:	182

Escalope de veau parmesan

Donne 1 portion

Escalope de veau	4 oz (120 g)
Sauce tomate	2 c. à soupe (30 ml)
Origan	¼ c. à thé (1 ml)
Basilic	¼ c. à thé (1 ml)
Poudre de chili	¼ c. à thé (1 ml)
Fromage parmesan râpé	3 c. à soupe (45 ml)

Déposer l'escalope dans un plat allant au micro-ondes. Ajouter la sauce tomate, les épices et le fromage. Mettre au four sans couvrir pendant 1 ½ minute à température élevée. Servir bien chaud.

Rendement par portion

Glucides:	6 g = 1,5 unité
Gras:	10 g = 2 unités
Protéines:	31 g
Calories:	239

❖

Escalopes de veau piquantes

Donne 2 portions

Escalopes de veau	2 de 4 oz (120 g)
Sel	1 pincée
Poivre noir	1 pincée
Jus de citron	1 c. à soupe (15 ml)
Oignon haché	1 tasse (250 ml)
Romarin	1 c. à thé (5 ml)
Sauce Tabasco	¼ c. à thé (1 ml)
Citron tranché	½
Persil haché au goût	

Assaisonner les escalopes avec le sel, le poivre et le jus de citron. Faire brunir la viande dans une poêle antiadhésive sans oublier de la retourner. Retirer la viande et la garder au chaud; bien égoutter. Dans la même poêle, faire cuire les oignons jusqu'à ce qu'ils soient transparents. Rajouter le veau, puis le romarin, la sauce Tabasco et les tranches de citron. Laisser cuire à nouveau pendant 8 à 10 minutes et servir. Garnir chaque portion de persil.

Rendement par portion

Glucides:	7 g = 2 unités
Gras:	2 g = 0,5 unité
Protéines:	26 g
Calories:	150

Fricadelles de veau

Donne 2 portions

Veau haché	8 oz (240 g)
Oignon haché	½ tasse (125 ml)
Ail haché	1 gousse
Chapelure	⅓ tasse (80 ml)
Œuf	1
Persil haché	1 c. à soupe (15 ml)
Jus de citron	1 c. à soupe (15 ml)
Sel	½ c. à thé (2 ml)
Muscade	¼ c. à thé (1 ml)
Beurre	1 c. à soupe (15 ml)
Farine	1 c. à thé (5 ml)
Bouillon de poulet sans gras	¾ tasse (180 ml)
Poivre noir au goût	

Dans une poêle antiadhésive, faire revenir l'oignon et l'ail. Déposer dans un bol et ajouter le veau, la moitié de la chapelure, l'œuf, le persil, le jus de citron et les assaisonnements. Bien mélanger et façonner 2 fricadelles; bien les rouler dans la chapelure qui reste. Dans la même poêle, faire fondre le beurre et cuire les fricadelles jusqu'à la cuisson désirée. Garder les fricadelles au chaud. Ajouter la farine en pluie dans le jus de cuisson et remuer. Ajouter le bouillon et porter à ébullition en remuant. Laisser mijoter pour épaissir la sauce et napper les fricadelles.

Rendement par portion	
Glucides:	44 g = 11 unités
Gras:	18 g = 3,5 unités
Protéines:	32 g
Calories:	480

❖

Veau à l'indienne

Donne 2 portions

Veau maigre haché	8 oz (240 g)
Oignon haché	½ tasse (125 ml)
Champignons frais tranchés	½ tasse (125 ml)
Sauce Worcestershire	½ c. à thé (2 ml)
Basilic	½ c. à thé (2 ml)
Cari	1 c. à thé (5 ml)
Bouillon de poulet	1 tasse (250 ml)
Pâte de tomate	½ c. à soupe (2 ml)
Poivre noir	1 pincée
Moutarde de Dijon	1 c. à thé (5 ml)
Persil	2 c. à soupe (30 ml)

Dans un bol, placer la viande, puis ajouter la moitié des oignons et la moitié du persil et du basilic, le cari et le poivre. Bien mélanger et faire 8 boulettes de viande. Mettre le bouillon, le reste des oignons, les champignons, le persil et le basilic qui restent, la sauce Worcestershire et le poivre dans un plat allant au micro-ondes. Couvrir et mettre au four 5 minutes pour porter à ébullition. Mettre les boulettes dans le liquide bouillant. Couvrir et mettre au micro-ondes à température élevée pendant 10 minutes. Ajouter la pâte de tomate et la moutarde. Cuire encore 3 minutes à température élevée.

Rendement par portion

Glucides :	8 g = 2 unités
Gras :	9 g = 2 unités
Protéines :	26 g
Calories :	225

❖

Veau aux carottes

Donne 1 portion

Veau en lanières	4 oz (120 g)
Carotte tranchée	½ tasse (125 ml)
Consommé d'oignon déshydraté	2 c. à thé (10 ml)
Eau	¾ tasse (180 ml)
Thym	½ c. à thé (2 ml)
Poivre noir et persil haché au goût	

Faire dorer le veau dans une poêle antiadhésive, ajouter les morceaux de carotte, le consommé d'oignon et l'eau. Saupoudrer de thym et poivrer. Faire cuire à petit feu pendant 10 minutes. Servir garni de persil.

Rendement par portion	
Glucides:	12 g = 3 unités
Gras:	2 g = 0,5 unité
Protéines:	25 g
Calories:	167

❖

Veau aux fines herbes

Donne 1 portion

Veau tranché	4 oz (120 g)
Oignon émincé	1 c. à soupe (15 ml)
Champignons frais émincés	½ tasse (125 ml)
Yogourt nature, 2 %	2 c. à soupe (30 ml)
Eau	¼ tasse (60 ml)
Estragon, cerfeuil, sel et poivre noir au goût	

Faire dorer la tranche de veau dans une poêle antiadhésive. Saler très peu, poivrer et saupoudrer d'estragon et de cerfeuil. Ajouter l'oignon et les champignons, et faire légèrement dorer. Ajouter l'eau et le yogourt, et laisser mijoter pendant 10 minutes.

Rendement par portion	
Glucides:	6 g = 1,5 unité
Gras:	3 g = 0,5 unité
Protéines:	28 g
Calories:	159

Veau braisé aux champignons

Donne 1 portion

Côtelette de veau	4 oz (120 g)
Oignon en rondelles	¼ tasse (60 ml)
Ail coupé en deux	1 gousse
Champignons frais tranchés	¼ tasse (60 ml)
Jus de citron	1 c. à thé (5 ml)
Eau	2 c. à thé (10 ml)
Origan	¼ c. à thé (1 ml)
Persil haché	1 c. à thé (5 ml)
Sel au goût	

Faire brunir les côtelettes des deux côtés sous le gril. Pendant ce temps, préparer l'oignon et l'ail, et faire cuire à feu doux dans une poêle à cuisson sans gras jusqu'à ce que l'oignon soit tendre; retirer l'ail. Ajouter ensuite le veau et tous les autres ingrédients. Laisser mijoter à feu doux jusqu'à ce que la viande soit tendre, soit de 10 à 15 minutes.

Rendement par portion	
Glucides:	8 g = 2 unités
Gras:	2 g = 0,5 unité
Protéines:	26 g
Calories:	155

❖

Boulettes de dinde aux tomates

Donne 2 portions

Dinde hachée	8 oz (240 g)
Riz non cuit	¼ tasse (60 ml)
Oignon haché	¼ tasse (60 ml)
Persil haché	2 c. à soupe (30 ml)
Sel	1 pincée
Marjolaine	1 pincée
Thym	1 pincée
Poivre noir	

SAUCE

Sauce tomate	1 tasse (250 ml)
Bouillon de poulet	½ tasse (125 ml)
Ail haché	½ c. à thé (2 ml)

Préchauffer le four à 350 °F (180 °C). Dans un bol moyen, combiner tous les ingrédients des boulettes et en façonner 6 de même grosseur. Déposer les boulettes dans un plat antiadhésif.

SAUCE:

Dans un bol, bien combiner la sauce tomate, le bouillon de poulet et l'ail haché. Verser sur les boulettes. Couvrir le plat et laisser cuire au four pendant 45 minutes en retournant les boulettes durant la cuisson.

Rendement par portion	
Glucides:	32 g = 8 unités
Gras:	10 g = 2 unités
Protéines:	25 g
Calories:	318

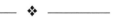

Brochette de poulet Teriyaki

Donne 1 portion

Poulet en cubes	4 oz (120 g)
Ananas en morceaux	½ tasse (125 ml)
Sauce soja	1 c. à soupe (15 ml)
Champignons frais	3
Poivron vert en morceaux	½ tasse (125 ml)
Ail haché	1 gousse
Gingembre frais	2 tranches

Déposer dans un récipient en verre les cubes de poulet, les morceaux d'ananas avec le jus, la sauce soja, avec les légumes et le gingembre. Laisser mariner au réfrigérateur pendant 2 heures. Monter les cubes de poulet sur une brochette en bambou en alternant avec les légumes et les ananas. Faire cuire la brochette au micro-ondes pendant 3 ½ minutes à température élevée.

Rendement par portion	
Glucides:	20 g = 5 unités
Gras:	15 g = 3 unités
Protéines:	28 g
Calories:	322

Casserole de dinde

Donne 1 portion

Moutarde sèche	1 pincée
Sauce Worcestershire	½ c. à thé (2 ml)
Paprika	¼ c. à thé (1 ml)
Ail haché	1 gousse
Champignons frais tranchés	½ tasse (125 ml)
Poivron vert en dés	½ tasse (125 ml)
Oignon haché	1 c. à soupe (15 ml)
Dinde cuite	3 oz (90 g)
Fromage cheddar râpé	1 oz (30 g)

Cuire tous les ingrédients, sauf la dinde et le fromage, jusqu'à tendreté des légumes. Ajouter la dinde et cuire 5 minutes. Verser dans une casserole et saupoudrer de fromage. Mettre au four à 400 °F (205 °C) pendant 20 minutes.

Rendement par portion	
Glucides:	19 g = 5 unités
Gras:	6 g = 1 unité
Protéines:	42 g
Calories:	296

❖

Casserole de dinde orientale
Donne 1 portion

Dinde cuite en dés	2 oz (60 g)
Fromage cheddar râpé	¼ tasse (60 ml)
Brocoli cuit	¼ tasse (60 ml)
Chou-fleur cuit	¼ tasse (60 ml)
Fromage suisse râpé	¼ tasse (60 ml)

Vaporiser un plat de cuisson allant au four d'un enduit antiadhésif genre Pam. Étendre le fromage cheddar dans le fond du plat. Recouvrir de légumes et ajouter la volaille et le fromage suisse. Cuire au four à 325 °F (160 °C) pendant 20 minutes environ.

Rendement par portion

Glucides:	18 g = 4,5 unités
Gras:	41 g = 8 unités
Protéines:	47 g
Calories:	614

❖

Chop suey au poulet
Donne 1 portion

Poulet cuit	3 oz (90 g)
Ail émincé	½ c. à thé (2 ml)
Gingembre émincé	1 c. à thé (5 ml)
Fèves germées	1 tasse (250 ml)
Poivron vert en cubes	2 c. à soupe (30 ml)
Oignon haché	1 c. à soupe (15 ml)
Céleri en dés	1 c. à soupe (15 ml)
Sauce soja	1 c. à soupe (15 ml)

Déposer tous les légumes dans un plat allant au micro-ondes et cuire pendant 3 minutes à température élevée. Mélanger le poulet avec la sauce soja et ajouter aux légumes. Couvrir et placer au four 1 minute à température élevée.

Rendement par portion

Glucides:	11 g = 3 unités
Gras:	11 g = 2 unités
Protéines:	24 g
Calories:	231

Coq à l'orange

Donne 2 portions

Poitrines de poulet	2 de 4 oz (120 g)
Oignon en rondelles	½ tasse (125 ml)
Bouillon de poulet sans gras	½ tasse (125 ml)
Ail écrasé	1 gousse
Jus d'orange	¼ tasse (60 ml)
Édulcorant hypocalorique	1 c. à thé (5 ml)
Sauce soja	1 c. à soupe (15 ml)
Sel	¼ c. à thé (1 ml)
Poivre noir et persil au goût	
Écorces d'orange	

Faire dorer les poitrines (sans peau) dans une poêle antiadhésive. Retirer. Dans la même poêle, dorer l'oignon jusqu'à ce qu'il soit transparent. Disposer l'oignon dans un plat allant au four, ajouter le poulet, le jus d'orange, le bouillon, le substitut de sucre, la sauce soja et l'ail. Saler et poivrer. Couvrir et mettre au four modéré à 325 °F (160 °C) pendant 1 heure. Servir garni de persil et d'écorces d'orange.

Rendement par portion	
Glucides:	6 g = 1,5 unité
Gras:	4 g = 1 unité
Protéines:	25 g
Calories:	156

❖

Coq au vin

Donne 1 portion

Poulet	4 oz (120 g)
Oignon haché	1 c. à soupe (15 ml)
Carotte en dés	3 c. à soupe (45 ml)
Champignons frais émincés	4
Consommé de bœuf déshydraté	½ c. à thé (2 ml)
Eau	¼ tasse (60 ml)
Persil	2 branches
Feuille de laurier	1
Vin rouge	1 c. à soupe (15 ml)
Fécule de maïs	1 c. à thé (5 ml)
Sel et poivre noir au goût	

Dans un plat à micro-ondes, déposer l'eau, le consommé, l'oignon, la carotte, la feuille de laurier et le persil. Couvrir et cuire pendant 3 minutes à température élevée. Ajouter les autres ingrédients, sauf le sel. Couvrir et cuire 8 minutes de plus à température moyenne-élevée (70 %). Saler très peu et laisser reposer 5 minutes avant de servir.

Rendement par portion	
Glucides:	9 g = 2 unités
Gras:	2 g = 0,5 unité
Protéines:	27 g
Calories:	180

❖

Cuisses de poulet

Donne 4 portions

Huile végétale	1 c. à thé (5 ml)
Sauce Worcestershire	1 c. à thé (5 ml)
Vinaigre	1 c. à thé (5 ml)
Oignon émincé	1 c. à thé (5 ml)
Moutarde de Dijon	1 c. à thé (5 ml)
Sel et poivre au goût	
Basilic	½ c. à thé (2 ml)
Cuisses de poulet	4
Champignons frais	4 tasses (1 litre)
Persil en garniture	

Mélanger l'huile, la sauce Worcestershire, le vinaigre, l'oignon, la moutarde, le sel et le poivre. Faire de légères fentes dans les cuisses de poulet avec la pointe d'un couteau et les enduire de la sauce. Griller les cuisses au four sous le gril (*broil*) pendant 10 minutes en les badigeonnant souvent. Continuer ceci jusqu'à ce qu'elles soient cuites. Badigeonner aussi les champignons et cuire au four avec le poulet.

Rendement par portion	
Glucides:	8 g = 2 unités
Gras:	7 g = 1,5 unité
Protéines:	30 g
Calories:	210

Poulet à la cantonaise

Donne 1 portion

Poulet	4 oz (120 g)
Oignon haché	2 c. à soupe (30 ml)
Ail haché	1 gousse
Persil haché	½ c. à thé (2 ml)
Estragon	¼ c. à thé (1 ml)
Consommé de bœuf	½ c. à thé (2 ml)
Eau	½ tasse (125 ml)
Sauce soja	¼ c. à thé (1 ml)
Champignons frais émincés	4
Fécule de maïs	¼ c. à thé (1 ml)
Pâte de tomate	1 c. à thé (5 ml)
Sel et poivre noir au goût	

Faire saisir le poulet dans une poêle antiadhésive sans utiliser de matières grasses. Chauffer jusqu'à coloration, puis garder au chaud. Dans un plat allant au micro-ondes, mettre l'oignon, l'ail et le persil. Cuire pendant 1 minute à température élevée. Ajouter le consommé de bœuf, l'eau, la pâte de tomate, la sauce soja, l'estragon et la fécule de maïs, et mélanger. Déposer le poulet dans le plat. Couvrir et placer au four pendant 3 minutes à température moyenne-élevée (70 %). Laisser reposer 5 minutes. Décorer d'un bouquet de persil et servir.

Rendement par portion	
Glucides:	7 g = 2 unités
Gras:	2 g = 0,5 unité
Protéines:	27 g
Calories:	160

❖

Poulet à la crème

Donne 2 portions

Carotte en dés	¼ tasse (60 ml)
Céleri en dés	¼ tasse (60 ml)
Bouillon de poulet	¾ tasse (180 ml)
Beurre	1 c. à thé (5 ml)
Farine	2 c. à thé (10 ml)
Poulet cuit, en dés	6 oz (180 g)
Lait, 2 %	¼ tasse (60 ml)
Persil frais haché	1 pincée
Poivre noir	

Dans une petite casserole, mélanger la carotte, le céleri et le bouillon; porter à ébullition. Laisser cuire pendant 5 minutes. Dans une poêle antiadhésive, fondre le beurre, puis ajouter la farine et laisser cuire pendant 2 minutes en remuant. Retirer du feu et ajouter les légumes progressivement; remettre sur le feu et laisser mijoter pendant 5 minutes en remuant constamment. Ajouter le poulet, le lait et le persil, et bien combiner. Réchauffer le poulet en le laissant mijoter pendant 5 minutes et poivrer. Servir.

Rendement par portion	
Glucides:	6 g = 1,5 unité
Gras:	10 g = 2 unités
Protéines:	14 g
Calories:	170

❖

Poulet à la mode

Donne 2 portions

Poitrines de poulet	2 de 4 oz (120 g)
Bouillon de poulet sans gras	¼ tasse (60 ml)
Carotte tranchée	½ tasse (125 ml)
Céleri haché	¼ tasse (60 ml)
Chou coupé	½ tasse (125 ml)
Oignon tranché	2 c. à soupe (30 ml)
Thym	½ c. à thé (2 ml)
Poudre d'oignon	1 pincée
Sel et poivre noir au goût	

Assaisonner le poulet avec le thym, la poudre d'oignon, le sel et le poivre. Placer le poulet dans un plat allant au four. Ajouter le bouillon de poulet et tous les autres ingrédients. Couvrir et mettre au four à 400 °F (205 °C) pendant 1 heure ou jusqu'à ce que le poulet soit cuit. Servir.

Rendement par portion	
Glucides:	7 g = 2 unités
Gras:	7 g = 1,5 unité
Protéines:	105 g
Calories:	542

❖

Poulet à la moutarde de Dijon

Donne 2 portions

Poitrines de poulet	2 de 4 oz (120 g)
Moutarde de Dijon	2 c. à soupe (30 ml)
Yogourt nature, 2 %	¼ tasse (60 ml)
Chapelure de pain	¼ tasse (60 ml)
Thym	½ c. à thé (2 ml)
Sel et poivre au goût	

Enlever la peau des poitrines. Saler légèrement et poivrer le poulet. Mélanger la moutarde et le yogourt. Dans un autre bol, mélanger la chapelure de pain, le thym, le sel et le poivre. Recouvrir chaque poitrine de sauce à la moutarde; rouler le poulet dans la chapelure. Déposer les morceaux de poulet dans un plat de cuisson allant au four. Cuire à 350 °F (180 °C) pendant 35 à 40 minutes ou jusqu'à ce que le poulet soit doré et la viande assez cuite.

Rendement par portion

Glucides:	8 g = 2 unités
Gras:	10 g = 2 unités
Protéines:	107 g
Calories:	571

❖

Poulet à la provençale

Donne 1 portion

Poulet	4 oz (120 g)
Ail haché	1 gousse
Oignon haché	2 c. à soupe (30 ml)
Tomate en cubes	1
Jus de tomate	½ tasse (125 ml)
Basilic, sel et poivre noir au goût	

Faire dorer le poulet dans une poêle antiadhésive. Ajouter l'oignon, l'ail, la tomate et le jus de tomate. Saler très peu, poivrer, ajouter le basilic et l'eau. Laisser cuire à découvert, à feu moyen, pendant 10 minutes. Servir très chaud.

Rendement par portion

Glucides:	16 g = 4 unités
Gras:	4 g = 1 unité
Protéines:	26 g
Calories:	195

Poulet à l'espagnole

Donne 2 portions

Poitrines de poulet	2 de 4 oz (120 g)
Oignon émincé	1 tasse (250 ml)
Ail émincé	2 gousses
Tomate pelée	1 tasse (250 ml)
Bouillon de poulet sans gras	½ tasse (125 ml)
Champignons frais tranchés	½ tasse (125 ml)
Persil haché	

Dégraisser le poulet et enlever la peau. Laver et sécher, puis saler et poivrer. Faire revenir le poulet dans une poêle à cuisson sans gras jusqu'à ce qu'il soit bien doré. Mettre de côté. Dans la même poêle, faire dorer les oignons et l'ail, puis ajouter les tomates et le bouillon. Laisser bouillir environ 2 minutes. Mettre le tout dans un plat allant au four; incorporer les champignons et le poulet. Couvrir et mettre au four à 325 °F (160 °C) pendant 1 heure. Garnir de persil juste avant de servir.

Rendement par portion	
Glucides:	18 g = 4,5 unités
Gras:	8 g = 1,5 unité
Protéines:	107 g
Calories:	592

❖

Poulet à l'estragon

Donne 1 portion

Poitrine de poulet	1 de 4 oz (120 g)
Estragon	1 c. à soupe (15 ml)
Consommé de poulet déshydraté	½ c. à thé (2 ml)
Eau	¼ tasse (60 ml)

Désosser la poitrine de poulet et déposer dans un plat. Ajouter l'estragon, l'eau et le consommé de poulet. Couvrir et placer au micro-ondes pendant 3 ½ minutes à température moyenne-élevée (70 %). Laisser reposer 5 minutes avant de servir.

Rendement par portion	
Glucides:	8 g = 2 unités
Gras:	3 g = 1 unité
Protéines:	2 g
Calories:	58

Poulet à l'estragon et au vinaigre de vin

Donne 1 portion

Poulet	4 oz (120 g)
Vinaigre de vin	1 c. à thé (5 ml)
Ail haché	1 gousse
Estragon	½ c. à thé (2 ml)
Tomate en conserve	1
Consommé de bœuf sans gras	2 c. à soupe (30 ml)
Sel et poivre noir	

Déposer tous les ingrédients, sauf le sel et le poivre, dans un plat allant au micro-ondes. Couvrir et mettre au four pendant 3 ½ minutes à température moyenne-élevée (70 %). Laisser reposer 3 minutes avant de servir. Ajouter le sel et le poivre au moment de servir.

Rendement par portion	
Glucides:	8 g = 2 unités
Gras:	4 g = 1 unité
Protéines:	24 g
Calories:	163

❖

Poulet Alexandra

Donne 1 portion

Poulet, peau enlevée	3 oz (90 g)
Oignon émincé	1 c. à soupe (15 ml)
Eau	¼ tasse (60 ml)
Consommé d'oignon déshydraté	¼ c. à thé (1 ml)
Asperges	3 pointes
Asperges en purée	⅓ tasse (80 ml)
Yogourt nature, 2 %	1 c. à soupe (15 ml)
Jus de cuisson	1 c. à soupe (15 ml)
Sel et poivre au goût	

Déposer le poulet sans peau, l'oignon, l'eau et le consommé d'oignon dans un plat allant au micro-ondes. Couvrir et cuire à température moyenne-élevée (70 %) pendant 3 ½ minutes. Laisser reposer 4 minutes. Pendant ce temps, mélanger la purée d'asperges avec le yogourt et le fond de cuisson. Saler très peu et poivrer. Faire cuire les pointes d'asperges pendant 8 minutes à température élevée. Déposer le poulet dans un plat et napper de sauce aux asperges. Garnir avec les pointes d'asperges.

Rendement par portion

Glucides:	13 g = 3 unités
Gras:	4 g = 1 unité
Protéines:	28 g
Calories:	256

❖

Poulet à l'orange

Donne 1 portion

Poulet désossé	4 oz (120 g)
Jus d'orange	2 c. à soupe (30 ml)
Cari en poudre	½ c. à thé (2 ml)
Orange en sections	1
Oignon	2 tranches
Poivre	1 pincée

Déposer le poulet dans un plat allant au micro-ondes. Ajouter la poudre de cari, le jus d'orange, les rondelles d'oignon et un peu de poivre. Cuire à couvert pendant 6 minutes à température élevée. Ajouter les quartiers d'orange (sans la pellicule blanche). Laisser reposer 5 minutes. Servir.

Rendement par portion

Glucides:	24 g	= 6 unités
Gras:	4 g	= 1 unité
Protéines:	24 g	
Calories:	222	

❖

Poulet Ascar

Donne 2 portions

Poulet désossé	4 oz (120 g)
Asperges cuites	6 pointes
Crabe en conserve	2 oz (60 g)
Fromage tranché	2 oz (60 g)
Sel et poivre noir au goût	

Aplatir le poulet entre deux feuilles de papier ciré jusqu'à ce qu'il soit très mince. Le séparer en deux, saler et poivrer. Faire revenir rapidement des deux côtés dans une poêle antiadhésive. Placer le poulet dans un plat allant au four, recouvrir d'asperges, de chair de crabe et de fromage. Cuire à 350 °F (180 °C) jusqu'à ce que le fromage fonde.

Rendement par portion

Glucides:	2 g	= 0,5 unité
Gras:	11 g	= 2 unités
Protéines:	25 g	
Calories:	213	

Poulet au brocoli

Donne 2 portions

Brocoli en bouquets	1 tasse (250 ml)
Poulet cuit, tranché	6 oz (180 g)

SAUCE

Bouillon de poulet sans gras	1 ½ tasse (375 ml)
Lait, 2 %	⅓ tasse (80 ml)
Fécule de maïs	2 c. à soupe (30 ml)
Eau froide	2 c. à soupe (30 ml)
Fromage parmesan râpé	¼ tasse (60 ml)

Blanchir le brocoli pendant quelques secondes dans l'eau bouillante; l'égoutter et le déposer dans un plat en pyrex. Couvrir le brocoli de tranches de poulet.

SAUCE:

Mélanger le bouillon, le lait et les assaisonnements et porter à ébullition. Ajouter la fécule de maïs délayée dans l'eau et cuire en brassant jusqu'à épaississement. Ajouter la moitié du fromage et faire fondre. Verser cette sauce sur le poulet. Saupoudrer du reste de fromage et cuire au four à 350 °F (180 °C) pendant 15 minutes. Élever la température à 450 °F (230 °C) et poursuivre la cuisson jusqu'à ce que la sauce soit dorée.

Rendement par portion	
Glucides:	9 g = 2 unités
Gras:	15 g = 1 unité
Protéines:	28 g
Calories:	275

❖

Poulet au cari

Donne 2 portions

Poitrines de poulet	2 de 4 oz (120 g)
Oignon haché	1 tasse (250 ml)
Céleri haché	½ tasse (125 ml)
Ail haché	1 gousse
Sauce Worcestershire	½ c. à thé (2 ml)
Cari	1 c. à soupe (15 ml)
Sarriette	½ c. à thé (2 ml)
Persil	1 c. à thé (5 ml)
Poivre	1 pincée
Bouillon de poulet	1 tasse (250 ml)
Pâte de tomate	2 c. à thé (10 ml)
Moutarde de Dijon	2 c. à thé (10 ml)

Mettre le bouillon, le céleri, l'oignon, l'ail, le cari, le persil, la sarriette, la sauce Worcestershire et le poivre dans un plat allant au micro-ondes. Couvrir et mettre au four pendant 3 minutes à température élevée pour porter le liquide à ébullition. Placer le poulet dégraissé sans peau dans le liquide bouillant. Couvrir et mettre au four à température élevée pendant 12 minutes. Mettre le poulet de côté et ajouter la pâte de tomate et la moutarde. Couvrir et mettre au four à température élevée pendant 3 minutes. Servir le poulet avec la sauce.

Rendement par portion	
Glucides:	30 g = 7,5 unités
Gras:	8 g = 1,5 unité
Protéines:	106 g
Calories:	578

❖

Poulet au citron

Donne 5 portions

Poulet	3 lb (1,4 kg)
Sel	¼ c. à thé (1 ml)
Ail haché	2 gousses
Romarin	½ c. à thé (2 ml)
Jus de citron frais	¼ tasse (60 ml)
Bouillon de poulet sans gras	⅓ tasse (80 ml)
Paprika	¼ c. à thé (1 ml)
Citron	5 quartiers

Placer le poulet dégraissé dans un plat allant au four. Ajouter l'ail, le romarin, le jus de citron et le bouillon de poulet. Garnir de paprika. Couvrir et cuire au four à 350 °F (180 °C) environ 40 minutes. Servir chaque portion de 2 ½ oz (75 g) de blanc de poulet avec un quartier de citron et garnir de persil.

Rendement par portion	
Glucides:	2 g = 0,5 unité
Gras:	43 g = 8,5 unités
Protéines:	47 g
Calories:	587

❖

Poulet au gingembre et aux pêches

Donne 2 portions

Poulet en lanières	8 oz (240 g)
Sauce Teriyaki	1 c. à soupe (15 ml)
Jus d'orange sans sucre	1 c. à soupe (15 ml)
Ail haché	1 c. à soupe (15 ml)
Gingembre frais, râpé	2 c. à thé (10 ml)
Assaisonnements au chili	2 c. à thé (10 ml)
Oignon tranché	1 tasse (250 ml)
Féculc de maïs	1 c. à thé (5 ml)
Pêche tranchée	1 ½ tasse (375 ml)
Pois mange-tout	1 tasse (250 ml)

Dans un bol en verre, mélanger la sauce Teriyaki, le jus d'orange, la moitié de l'ail, le gingembre et les assaisonnements au chili; ajouter le poulet et bien remuer. Couvrir et réfrigérer pendant au moins 1 heure. Retirer le poulet, conserver la marinade, en jetant l'ail et le gingembre. Dans une poêle antiadhésive, faire revenir l'oignon et le reste d'ail. Ajouter le poulet et faire dorer de tous les côtés. Bien délayer la fécule de maïs dans la marinade réservée; verser dans le poêlon et porter à ébullition en remuant. Baisser le feu et laisser épaissir la sauce. Ajouter les pêches et les pois.

Rendement par portion	
Glucides:	38 g = 9,5 unités
Gras:	4 g = 1 unité
Protéines:	28 g
Calories:	291

❖

Poulet au poivron

Donne 1 portion

Poulet cuit, coupé	6 oz (180 g)
Oignon émincé	½ tasse (125 ml)
Poivron vert haché	½ tasse (125 ml)
Poivron rouge haché	½ tasse (125 ml)
Sel	¼ c. à thé (1 ml)
Poivre noir au goût	

Faire cuire l'oignon dans une poêle à cuisson sans gras, à feu lent, pour qu'il puisse ramollir. Ajouter les poivrons, le sel, et laisser griller pendant 5 minutes. Ajouter le poulet, assaisonner; couvrir et laisser mijoter ainsi pendant 10 minutes. Servir.

Rendement par portion

Glucides:	17 g = 4 unités
Gras:	5 g = 1 unité
Protéines:	36 g
Calories:	258

Poulet à l'autocuiseur

Donne 6 portions

Poulet sans peau	3 lb (1,4 kg)
Sel	1 c. à soupe (15 ml)
Poivre noir	½ c. à thé (2 ml)
Paprika	½ c. à thé (2 ml)
Oignon émincé	1 tasse (250 ml)
Persil	2 c. à soupe (30 ml)
Ail émincé	1 gousse
Eau	1 ½ tasse (375 ml)
Brocoli, chou-fleur ou haricots verts	3 tasses (750 ml)

Placer le poulet dans un autocuiseur de 6 pintes (6 litres). Combiner tous les ingrédients et verser sur le poulet. Ajouter quelques morceaux de brocoli, de chou-fleur ou de haricots verts, si désiré. Ne pas remplir l'autocuiseur plus qu'aux ¾. Cuire à peu près 20 minutes et dégraisser le bouillon.

Rendement par portion

Glucides:	8 g = 2 unités
Gras:	3 g = 1 unité
Protéines:	2 g
Calories:	58

Poulet aux amandes

Donne 2 portions

Poulet en lanières	8 oz (240 g)
Fécule de maïs	2 c. à thé (10 ml)
Sauce soja	1 c. à soupe (15 ml)
Bouillon de poulet sans gras	¼ tasse (60 ml)
Céleri tranché fin	1 tasse (250 ml)
Haricots verts coupés	1 tasse (250 ml)
Carotte tranchée mince	½ tasse (125 ml)
Oignon tranché	¼ tasse (60 ml)
Ail émincé	1 gousse
Eau	1 c. à soupe (15 ml)
Amandes tranchées	1 c. à soupe (15 ml)
Sel et poivre noir au goût	

Dans un bol, combiner 1 c. à thé (5 ml) de fécule de maïs avec la sauce soja. Ajouter le poulet et bien imprégner. Mettre de côté. En brassant, ajouter le reste de la fécule de maïs au bouillon de poulet. Dans une poêle antiadhésive, cuire le poulet. Mettre le poulet de côté après la cuisson. Ajouter le céleri, les haricots, les tranches de carotte, l'oignon et l'ail à la poêle déjà chaude. Cuire pendant 1 minute tout en remuant les légumes. Ajouter l'eau, le poulet et le bouillon de poulet, et continuer la cuisson jusqu'à ce que les légumes soient tendres. Saler et poivrer au goût; saupoudrer d'amandes grillées.

Rendement par portion	
Glucides:	15 g = 4 unités
Gras:	4 g = 1 unité
Protéines:	15 g
Calories:	152

Poulet aux herbes

Donne 1 portion

Poulet	4 oz (120 g)
Champignons frais émincés	5
Feuille de laurier	1
Bouillon de poulet déshydraté, sans gras	1 c. à thé (5 ml)
Eau	½ tasse (125 ml)
Thym, cerfeuil, poivre noir	

Couper le poulet en lanières. Les placer dans une poêle antiadhésive avec les champignons et faire dorer légèrement. Ajouter le laurier, le thym, le cerfeuil, le persil, le poivre, le bouillon de poulet et l'eau. Laisser cuire à feu moyen pendant 10 minutes. Servir très chaud.

Rendement par portion	
Glucides:	4 g = 1 unité
Gras:	3 g = 0,5 unité
Protéines:	27 g
Calories:	150

Poulet aux légumes

Donne 2 portions

Poitrines de poulet	2 de 4 oz (120 g)
Oignon tranché	½ tasse (125 ml)
Courgette	¼ tasse (60 ml)
Carotte tranchée	¼ tasse (60 ml)
Chou-fleur	¼ tasse (60 ml)
Céleri haché	¼ tasse (60 ml)
Haricots verts	½ tasse (125 ml)
Champignons frais tranchés	½ tasse (125 ml)
Ail haché	2 gousses
Sauce Worcestershire	½ c. à thé (2 ml)
Sarriette	½ c. à thé (2 ml)
Thym	½ c. à thé (2 ml)
Persil haché	1 c. à thé (5 ml)
Eau	1½ c. tasse (375 ml)
Poivre noir au goût	

Enlever la peau et dégraisser le poulet. Le mettre dans un plat allant au micro-ondes. Ajouter le reste des ingrédients. Couvrir et mettre au four à température élevée pendant 18 minutes.

Rendement par portion	
Glucides:	44 g = 11 unités
Gras:	9 g = 2 unités
Protéines:	115 g
Calories:	735

❖

Poulet aux mandarines

Donne 2 portions

Poulet désossé	4 oz (120 g)
Champignons frais tranchés	1 tasse (250 ml)
Farine	1 c. à thé (5 ml)
Eau	¼ tasse (60 ml)
Jus d'orange	⅓ tasse (80 ml)
Bouillon de poulet, déshydraté, sans gras	½ c. à thé (2 ml)
Oignon tranché fin	¼ tasse (60 ml)
Mandarines	½ tasse (125 ml)

Dans une poêle antiadhésive, faire brunir le poulet des deux côtés. Réserver. Dans la même poêle, faire dégorger les champignons à feu vif en remuant de temps à autre; les saupoudrer de farine en remuant rapidement. Allonger avec l'eau, puis avec le jus d'orange. Ajouter le bouillon de poulet déshydraté et porter à ébullition en remuant constamment. Diminuer le feu, ajouter le poulet et laisser mijoter pendant 3 minutes pour allier toutes les saveurs. Avant de servir, parsemer d'oignon et couronner de tranches de mandarines.

Rendement par portion	
Glucides:	18 g = 4,5 unités
Gras:	2 g = 0,5 unité
Protéines:	15 g
Calories:	14

❖

Poulet aux pêches

Donne 4 portions

Sauce soja sans sucre	¼ tasse (60 ml)
Eau	¼ tasse (60 ml)
Oignon haché	½ tasse (125 ml)
Gingembre	1 ½ c. à thé (7 ml)
Ail émincé	1 gousse
Poulet en morceaux	1 lb (454 g)
Épices à volaille (quatre-épices)	¼ c. à thé (1 ml)
Cannelle	½ c. à thé (2 ml)
Clou de girofle moulu	1 pincée
Pêche en quartiers	2
Châtaignes d'eau	16 oz (480 g)

Dans un plat allant au four, mélanger la sauce soja, l'eau, l'oignon, le gingembre et l'ail. Ajouter le poulet et mariner 2 ou 3 heures. Parsemer sur le poulet le quatre-épices, le clou et la cannelle. Cuire au four à 350 °F (180 °C) pendant 50 minutes en badigeonnant souvent. Ajouter les pêches et les châtaignes d'eau et cuire encore 10 minutes. Servir avec du riz.

Rendement par portion	
Glucides:	10 g = 2,5 unités
Gras:	3 g = 0,5 unité
Protéines:	25 g
Calories:	170

❖

Poulet aux pêches fraîches

Donne 2 portions

Sauce soja	2 c. à soupe (30 ml)
Eau	2 c. à soupe (30 ml)
Oignon haché finement	¼ tasse (60 ml)
Gingembre frais haché	1 c. à thé (5 ml)
Ail haché	1 gousse
Poulet en lanières	8 oz (240 g)
Graines d'anis écrasées	1 pincée
Cannelle	¼ c. à thé (1 ml)
Clou de girofle	1 pincée
Pêche fraîche, coupée	1 grosse

Mélanger ensemble la sauce soja, l'eau, l'oignon, le gingembre et l'ail. Ajouter le poulet en tranches. Mariner de 2 à 3 heures, retourner quelques fois. Mélanger ensemble l'anis, la cannelle et le clou de girofle, et saupoudrer le poulet de ce mélange. Déposer dans un plat allant au four. Cuire à 350 °F (180 °C) pendant 40 minutes. Arroser à l'occasion. Ajouter la pêche. Cuire jusqu'à tendreté du poulet ou jusqu'à ce que les morceaux de pêche soient chauds, environ 10 minutes de plus.

Rendement par portion	
Glucides:	21 g = 5 unités
Gras:	4 g = 1 unité
Protéines:	25 g
Calories:	170

❖

Poulet aux pommes

Donne 2 portions

Poitrines de poulet	2 de 4 oz (120 g)
Bouillon de poulet sans gras	¼ tasse (60 ml)
Pomme tranchée	2
Céleri haché	½ tasse (125 ml)
Cannelle moulue	½ c. à thé (2 ml)

Placer les poitrines de poulet dans un plat allant au four. Ajouter le bouillon, les tranches de pommes et le céleri. Saupoudrer de cannelle et couvrir. Cuire au four à 425 °F (220 °C) environ 45 minutes en arrosant à l'occasion avec le liquide dans le plat. Répartir en 2 portions égales et garnir de persil avant de servir.

Rendement par portion	
Glucides:	12 g = 3 unités
Gras:	8 g = 1,5 unité
Protéines:	24 g
Calories:	174

❖

Poulet au yogourt et aux champignons
Donne 2 portions

Poitrines de poulet	2 de 4 oz (120 g)
Farine	1 c. à thé (5 ml)
Margarine	1 c. à thé (5 ml)
Oignon tranché fin	1 petit
Champignons frais tranchés	1 tasse (250 ml)
Eau	¼ tasse (60 ml)
Yogourt nature, 2 %	¼ tasse (60 ml)
Sel et poivre noir au goût	

Enlever la peau du poulet et le saupoudrer de farine. Dans une poêle antiadhésive, faire fondre la margarine sur un feu moyen; cuire le poulet jusqu'à ce qu'il soit complètement doré. Réduire le feu et poursuivre la cuisson 10 minutes. Enlever la viande de la poêle et garder au chaud. Cuire l'oignon et les champignons pendant 3 à 5 minutes ou jusqu'à tendreté. Ajouter l'eau en remuant et porter à ébullition. Retirer du feu et ajouter le yogourt, le sel et le poivre au goût. Remuer. Remettre le poulet dans le poêlon et recouvrir de sauce au yogourt.

Rendement par portion	
Glucides:	11 g = 3 unités
Gras:	11 g = 3 unités
Protéines:	107 g
Calories:	592

❖

Poulet basquaise

Donne 1 portion

Poulet	4 oz (120 g)
Oignon finement haché	1
Poivron vert en lanières	½
Tomate coupée	1 moyenne
Pâte de tomate	1 c. à soupe (15 ml)
Eau	2 c. à soupe (30 ml)

Sel, poivre noir et persil haché au goût

Couper le poulet en morceaux. Dans une poêle, faire dorer le poulet, l'oignon et le poivron. Verser dans une casserole, ajouter la tomate, la pâte de tomate et l'eau. Saler très peu et poivrer. Couvrir la casserole et faire cuire à petit feu pendant environ 30 minutes. Disposer sur un plat de service chaud et saupoudrer de persil.

Rendement par portion	
Glucides:	28 g = 7 unités
Gras:	4 g = 1 unité
Protéines:	27 g
Calories:	244

❖

Poulet Brunswick

Donne 2 portions

Poulet désossé	8 oz (240 g)
Oignon haché	¼ tasse (60 ml)
Sauce Worcestershire	1 c. à thé (5 ml)
Moutarde sèche ou de Dijon	¼ c. à thé (1 ml)
Poivre de Cayenne	¼ c. à thé (1 ml)
Tomates en conserve	½ tasse (125 ml)
Eau chaude	½ tasse (125 ml)
Pommes de terre cuites, en cubes	½ tasse (125 ml)
Haricots verts cuits, coupés	½ tasse (125 ml)
Sel et poivre noir au goût	

Dans une casserole antiadhésive, faire revenir l'oignon jusqu'à ce qu'il devienne transparent. Ajouter le poulet et bien le faire dorer; arroser de sauce Worcestershire et saupoudrer de moutarde et de poivre de Cayenne. Ajouter les tomates et l'eau, mélanger et porter à ébullition. Baisser le feu, couvrir et laisser mijoter pendant 30 minutes. Ajouter les pommes de terre, les haricots, le sel et le poivre. Laisser mijoter sans couvercle pendant 10 à 15 minutes, en remuant de temps à autre, jusqu'à ce que le poulet devienne tendre. Servir.

Rendement par portion	
Glucides:	22 g = 4,5 unités
Gras:	3 g = 0,5 unité
Protéines:	26 g
Calories:	219

Poulet chasseur

Donne 1 portion

Poulet	4 oz (120 g)
Eau	¼ tasse (60 ml)
Vin blanc sec	1 c. à thé (5 ml)
Champignons frais émincés	4
Oignon haché	1 c. à soupe (15 ml)
Consommé d'oignon déshydraté	½ c. à thé (2 ml)
Pâte de tomate	1 c. à thé (5 ml)
Fines herbes, sel et poivre noir au goût	

Déposer tous les ingrédients dans un plat allant au micro-ondes, sauf le sel. Couvrir et mettre au four pendant 6½ minutes à température moyenne-élevée (70 %). Laisser reposer 4 minutes. Saler très peu et servir.

Rendement par portion

Glucides:	6 g	= 1,5 unité
Gras:	15 g	= 3 unités
Protéines:	21 g	
Calories:	280	

❖

Poulet divan

Donne 1 portion

Poulet cuit, en dés	4 oz (120 g)
Yogourt nature, 2 %	2 c. à soupe (30 ml)
Asperges en conserve	½ tasse (125 ml)
Basilic et poivre noir	
Fromage, type cheddar, râpé	3 c. à soupe (45 ml)

Mélanger le poulet et le yogourt. Mettre les asperges dans un plat antiadhésif allant au four. Ajouter le poulet, une pincée de basilic et le poivre. Saupoudrer de fromage râpé. Faire cuire au four à 400 °F (205 °C) pendant 20 minutes. Servir dans le plat de cuisson.

Rendement par portion

Glucides:	6 g	= 1,5 unité
Gras:	31 g	= 6 unités
Protéines:	40 g	
Calories:	466	

Poulet farci

Donne 1 portion

Poulet	4 oz (120 g)
Courgette en dés	1/3 tasse (80 ml)
Fines herbes	1/4 c. à thé (1 ml)
Moutarde de Dijon	1/2 c. à thé (2 ml)
Consommé de poulet sans gras	2 c. à soupe (30 ml)
Poivre noir au goût	

Déposer le poulet entre deux feuilles de papier ciré pour l'aplatir à l'aide d'un couteau. Étendre la moutarde sur la poitrine. Saupoudrer de fines herbes. Hacher la courgette en petits dés et déposer dans le centre de la poitrine. Faire un rouleau, le maintenir à l'aide d'un cure-dent. Déposer la viande dans un plat allant au micro-ondes et saupoudrer de poivre. Ajouter le consommé de poulet. Mettre au four à couvert pendant 4 minutes à température moyenne-élevée (70 %). Laisser reposer 3 minutes et servir.

Rendement par portion

Glucides:	2 g = 0,5 unité
Gras:	2 g = 0,5 unité
Protéines:	26 g
Calories:	135

❖

Poulet gumbo

Donne 1 portion

Poulet cuit	4 oz (120 g)
Tomate pelée, hachée	1 grosse
Gumbo haché	1/2 tasse (125 ml)
Échalotes hachées	2
Bouillon de poulet sans gras	1 tasse (250 ml)

Mélanger tous les ingrédients ensemble dans une casserole et laisser mijoter jusqu'à ce que le gumbo soit tendre.

Rendement par portion

Glucides:	8 g = 2 unités
Gras:	14 g = 3 unités
Protéines:	26 g
Calories:	265

Poulet jardinière

Donne 1 portion

Poulet coupé en cubes	4 oz (120 g)
Oignon finement haché	2 c. à soupe (30 ml)
Carotte en rondelles	½ tasse (125 ml)
Haricots verts	½ tasse (125 ml)
Navet coupé en dés	½ tasse (125 ml)
Consommé de poulet déshydraté	2 c. à thé (10 ml)
Romarin, poivre et persil haché au goût	

Dans une casserole, mettre les carottes, les haricots et les na-vets, couvrir d'eau bouillante légèrement salée et faire cuire pendant 8 à 10 minutes environ (il faut que les légumes soient encore croquants). Pendant ce temps, faire dorer, dans une poêle antiadhésive, le poulet et l'oignon. Égoutter les légumes en conservant ½ tasse (125 ml) d'eau de cuisson. Ajouter au poulet l'eau, les légumes cuits et le consommé de poulet. Sau-poudrer de romarin et poivrer. Laisser mijoter pendant 10 mi-nutes. Saupoudrer de persil haché.

Rendement par portion	
Glucides:	21 g = 5 unités
Gras:	3 g = 0,5 unité
Protéines:	26 g
Calories:	216

❖

Poulet Maria

Donne 1 portion

Pêches en conserve, rincées, en cubes	2
Échalote hachée	1
Poulet	4 oz (120 g)
Sauce Worcestershire	1 c. à thé (5 ml)
Eau	$\frac{1}{4}$ tasse (60 ml)
Consommé de poulet déshydraté	$\frac{1}{4}$ c. à thé (1 ml)
Gingembre	1 pincée

Déposer le poulet, la sauce Worcestershire, l'eau, le consommé et le gingembre dans un plat. Mettre au micro-ondes pendant 2 minutes à température moyenne-élevée (70 %). Ajouter l'échalote et les pêches coupées en cubes. Remettre au four à température moyenne-élevée (70 %) pendant 2 minutes. Laisser reposer 5 minutes avant de servir.

Rendement par portion	
Glucides:	20 g = 5 unités
Gras:	14 g = 3 unités
Protéines:	26 g
Calories:	310

❖

Riz au poulet et aux fruits

Donne 2 portions

Riz brun, cuit	¼ tasse (60 ml)
Bouillon de poulet sans gras	½ tasse (125 ml)
Raisins secs	2 c. à soupe (30 ml)
Muscade	1 pincée
Cannelle	½ c. à thé (2 ml)
Sel et poivre noir au goût	
Poitrines de poulet	2 de 4 oz (120 g)
Pomme pelée, coupée	1

Mélanger le riz, le bouillon et les raisins secs dans une casserole; porter à ébullition. Déposer ce mélange dans un plat allant au four. Assaisonner et y déposer le poulet. Couvrir et cuire au four à 325 °F (160 °C) pendant 45 minutes environ. Ajouter la pomme, remettre au four et cuire à découvert durant 10 minutes.

Rendement par portion

Glucides:	35 g = 9 unités
Gras:	3 g = 0,5 unités
Protéines:	23 g
Calories:	279

❖

Rôti de dinde aux fines herbes

Donne 6 portions

Rôti de dinde	4 lb (1,8 kg)
Sel	½ c. à thé (2 ml)
Sauge	¼ c. à thé (1 ml)
Eau	¼ tasse (60 ml)
Vinaigre	¾ tasse (180 ml)
Poivre noir	¼ c. à thé (1 ml)
Thym	¼ c. à thé (1 ml)

Mélanger dans un bol le sel, la sauge, l'eau, le vinaigre, le poivre et le thym. Verser ce mélange sur le rôti. Cuire au four à 350 °F (180 °C) pendant 2 heures. Badigeonner souvent durant la cuisson.

Rendement par portion

Glucides:	20 g = 4 unités
Gras:	7 g = 1,5 unité
Protéines:	53 g
Calories:	360

Suprême de poulet

Donne 1 portion

Suprême de poulet	4 oz (120 g)
Sauce Worcestershire	1 c. à thé (5 ml)
Ail émincé	1 gousse
Assaisonnements à l'italienne	¼ c. à thé (1 ml)
Assaisonnements à volaille	¼ c. à thé (1 ml)
Sel	1 pincée
Poivre noir au goût	

Placer le suprême de poulet entre deux feuilles de papier ciré. À l'aide d'un maillet à viande, aplatir le poulet jusqu'à ce qu'il soit bien mince. Verser la moitié de la sauce Worcestershire sur le poulet et ajouter le reste des ingrédients. Faire griller des deux côtés. Arroser le poulet avec le reste de la sauce Worcestershire.

Rendement par portion	
Glucides:	1 g
Gras:	2 g = 0,5 unité
Protéines:	26 g
Calories:	131

❖

Aiglefin au céleri

Donne 1 portion

Céleri en dés	½ tasse (125 ml)
Oignon émincé	1 c. à soupe (15 ml)
Filet d'aiglefin	4 oz (120 g)
Jus de citron	2 c. à soupe (30 ml)
Sel, poivre noir et persil haché au goût	

Cuire au micro-ondes, à couvert, le céleri et l'oignon pendant 2 minutes à température élevée. Déposer le filet dans le plat, ajouter le sel, le poivre et quelques gouttes de jus de citron. Cuire à couvert pendant 1 ½ minute à température élevée. Laisser reposer de 2 à 3 minutes et ajouter une pincée de persil frais haché.

Rendement par portion	
Glucides:	8 g = 2 unités
Gras:	1 g
Protéines:	23 g
Calories:	129

Aiglefin bonne femme

Donne 1 portion

Filet d'aiglefin	4 oz (120 g)
Champignons frais émincés	2
Oignon haché	1 c. à soupe (15 ml)
Jus de citron	1 c. à thé (5 ml)
Yogourt nature, 2 %	1 c. à soupe (15 ml)
Poivre en grains au goût	
Citron en quartiers au goût	

Déposer le filet d'aiglefin dans un plat allant au micro-ondes. Ajouter les légumes et arroser de jus de citron. Couvrir et mettre au four à température élevée pendant 2 minutes. Laisser reposer 3 minutes, puis dresser le filet dans un plat de service. Mélanger le yogourt au jus de cuisson. Étendre cette sauce sur le filet de poisson et saupoudrer de poivre en grains. Servir avec des quartiers de citron.

Rendement par portion	
Glucides:	5 g = 1 unité
Gras:	1 g
Protéines:	19 g
Calories:	108

❖

Bouillabaisse gaspésienne

Donne 2 portions

Oignon haché finement	1 petit
Céleri en dés	½ tasse (125 ml)
Ail haché	1 gousse
Tomates en conserve	½ tasse (125 ml)
Origan	1 c. à thé (5 ml)
Safran en poudre	½ c. à thé (2 ml)
Goberge	4 oz (120 g)
Homard en conserve	4 oz (120 g)
Eau	1 tasse (250 ml)
Bouillon d'oignon en poudre	1 c. à thé (5 ml)

Faire revenir l'oignon, le céleri et l'ail dans une poêle antiadhésive et les mettre ensuite dans une casserole. Ajouter les tomates, le goberge coupé en dés, les fines herbes et l'eau. Faire cuire sur un feu moyen pendant 10 minutes. Ajouter le homard et le bouillon d'oignon déshydraté. Laisser mijoter pendant encore 10 minutes. Servir très chaud et accompagner d'ailloli (facultatif).

Rendement par portion	
Glucides:	12 g = 3 unités
Gras:	1 g
Protéines:	22 g
Calories:	149

❖

Brochette de fruits de mer (1)

Donne 1 portion

Jus de citron	2 c. à thé (10 ml)
Eau	2 c. à soupe (30 ml)
Sel et poivre noir au goût	
Oignon vert haché	1
Persil haché	1 c. à thé (5 ml)
Pétoncles	2 oz (60 g)
Crevettes	1 oz (30 g)
Tomate en quartiers	1
Poivron vert en morceaux	½ tasse (125 ml)

Faire mariner les crevettes et les pétoncles dans le jus de citron et les assaisonnements pendant environ 2 heures. Égoutter et conserver la marinade. Sur une brochette, enfiler en alternant les pétoncles, les crevettes et les légumes. Placer la brochette sur une grille et faire griller au four pendant environ 15 minutes en surveillant. Retourner et arroser la brochette avec la marinade durant la cuisson.

Rendement par portion	
Glucides:	16 g = 4 unités
Gras:	2 g = 0,5 unité
Protéines:	16 g
Calories:	141

❖

Brochette de fruits de mer (2)

Donne 1 portion

Pétoncles frais ou congelés	1 ½ oz (45 g)
Crevettes fraîches	1 oz (30 g)
Jus de citron	2 c. à thé (10 ml)
Eau	2 c. à thé (10 ml)
Poivre noir au goût	
Tomate fraîche en quartiers	½ tasse (125 ml)
Poivron vert en morceaux	½ tasse (125 ml)

Faire mariner les crevettes et les pétoncles dans le jus de citron et les assaisonnements pendant environ 2 heures. Égoutter et conserver la marinade. Sur une brochette, enfiler en alternant les pétoncles, les crevettes, le poivron vert et la tomate. Placer la brochette sur la grille de la lèchefrite et mettre sous le gril. Faire cuire environ 15 minutes. Retourner et arroser la brochette avec la marinade durant la cuisson.

Rendement par portion

Glucides:	15 g = 4 unités
Gras:	2 g = 0,5 unité
Protéines:	19 g
Calories:	147

❖

Cari de saumon au four

Donne 1 portion

Saumon en conserve	4 oz (120 g)
Oignon haché finement	1
Céleri en dés	¼ tasse (60 ml)
Poivron vert en dés	¼ tasse (60 ml)
Lait écrémé	¼ tasse (60 ml)
Cari	1 c. à thé (5 ml)
Poivre noir au goût	
Fromage blanc râpé	2 c. à soupe (30 ml)

Égoutter le saumon (conserver le liquide) et le séparer en gros dés. Faire revenir les légumes dans une poêle antiadhésive, ajouter le lait, une petite quantité du liquide de la boîte de saumon et faire cuire pendant quelques minutes. Saupoudrer de cari, poivrer, ajouter le saumon et mélanger. Verser dans un plat allant au four, saupoudrer de fromage et faire gratiner pendant 10 minutes au four à 400 °F (205 °C).

Rendement par portion	
Glucides:	20 g = 5 unités
Gras:	22 g = 4,5 unités
Protéines:	37 g
Calories:	396

❖

Casserole de sole à la tomate

Donne 1 portion

Tomate pelée, tranchée	1
Filets de sole	4 oz (120 g)
Poivron vert haché	¼ tasse (60 ml)
Thym	¼ c. à thé (1 ml)
Oignon haché	1 c. à soupe (15 ml)
Sel	¼ c. à thé (1 ml)
Poivre noir et sauce Tabasco au goût	

Dans une poêle à cuisson sans gras, combiner tous les ingrédients, à l'exception du poisson. Laisser mijoter à feu doux environ 20 minutes ou jusqu'à ce que le poivron soit presque tendre. Durant la cuisson, ajouter un peu d'eau si la sauce devient trop épaisse. Ajouter les filets de sole, laisser mijoter jusqu'à ce que le poisson se défasse bien avec une fourchette.

Rendement par portion	
Glucides:	10 g = 2,5 unités
Gras:	2 g = 0,5 unité
Protéines:	23 g
Calories:	148

———— ❖ ————

Chaudrée du pêcheur

Donne 2 portions

Pomme de terre en cubes	½ tasse (125 ml)
Eau bouillante	½ tasse (125 ml)
Oignon tranché	¼ tasse (60 ml)
Tomate en cubes	⅓ tasse (80 ml)
Saumon cuit, émietté	4 oz (120 g)
Crevettes cuites	2 oz (60 g)
Margarine	1 c. à thé (5 ml)
Farine tout usage	1 c. à thé (5 ml)
Lait écrémé	¾ tasse (180 ml)
Graines de céleri	¼ c. à thé (1 ml)
Thym	1 pincée
Persil haché	1 c. à thé (5 ml)
Poivre noir au goût	

Mélanger les légumes et les assaisonnements. Ajouter l'eau bouillante; porter à ébullition et laisser mijoter 10 minutes. Ajouter le saumon et les crevettes; laisser mijoter encore 5 minutes. Dans une poêle, faire fondre la margarine. Ajouter la farine et bien mélanger. Ajouter le lait graduellement et laisser cuire quelques minutes en brassant jusqu'à l'obtention d'une sauce onctueuse. Ajouter le mélange de légumes et de poisson dans la sauce en brassant lentement. Garnir de persil avant de servir.

Rendement par portion	
Glucides:	24 g = 6 unités
Gras:	7 g = 1,5 unité
Protéines:	26 g
Calories:	264

Coquille Saint-Jacques, version four traditionnel

Donne 1 portion

Pétoncles	4 oz (120 g)
Yogourt nature, 2 %	2 c. à soupe (30 ml)
Fromage râpé	2 c. à soupe (30 ml)
Sel, poivre noir et basilic au goût	

Mélanger les pétoncles au yogourt, saler très peu, poivrer et ajouter une pincée de basilic. Mettre dans une coquille ou dans un plat allant au four. Saupoudrer de fromage râpé et faire gratiner au four à 400 °F (205 °C) pendant 20 minutes. Servir dans le plat de cuisson.

Rendement par portion

Glucides:	6 g = 1,5 unité
Gras:	7 g = 1,5 unité
Protéines:	29 g
Calories:	209

❖

Coquille Saint-Jacques, version micro-ondes

Donne 1 portion

Pétoncles	3 oz (90 g)
Champignons frais émincés	3
Yogourt nature, 2 %	1 c. à soupe (15 ml)
Échalotes hachées	2 c. à soupe (30 ml)
Eau	2 c. à soupe (30 ml)
Fromage mozzarella écrémé, râpé	1 c. à soupe (15 ml)
Thym	$\frac{1}{4}$ c. à thé (1 ml)
Feuille de laurier	1

Déposer les champignons et l'échalote dans une coquille ou dans un plat allant au micro-ondes. Mettre au four à température élevée pendant 2 minutes. Ajouter les pétoncles, l'eau, le thym et la feuille de laurier. Remettre au four à température élevée pendant 1 ½ minute. Enlever la feuille de laurier, égoutter les pétoncles et garder le jus de cuisson. Mélanger le yogourt avec le jus de cuisson et napper les pétoncles de cette sauce. Saupoudrer de fromage râpé et mettre au micro-ondes pendant 30 secondes à température élevée. Servir très chaud.

Rendement par portion	
Glucides:	6 g = 1,5 unité
Gras:	4 g = 1 unité
Protéines:	22 g
Calories:	150

❖

Darne de saumon à l'aneth

Donne 1 portion

Darne de saumon	4 oz (120 g)
Oignon	3 tranches
Consommé de poulet déshydraté	½ c. à thé (2 ml)
Aneth	½ c. à thé (2 ml)
Eau	2 c. à soupe (30 ml)
Jus de citron	1 c. à soupe (15 ml)

SAUCE

Jus de citron	½ c. à thé (2 ml)
Yogourt nature, 2 %	1 c. à soupe (15 ml)
Jus de cuisson	
Sel, poivre noir et aneth frais au goût	

Dans un plat allant au micro-ondes, déposer la darne de saumon. Ajouter l'oignon, le jus de citron, le consommé, l'eau et l'aneth. Couvrir et mettre au four pendant 3 minutes à température élevée. SAUCE: Mélanger les ingrédients nécessaires pour préparer la sauce à l'aneth. Chauffer 30 secondes à température élevée. Napper le saumon de cette sauce.

Rendement par portion	
Glucides:	2 g = 0,5 unité
Gras:	12 g = 2,5 unités
Protéines:	23 g
Calories:	216

❖

Filet de goberge roulé

Donne 2 portions

Filet de goberge	4 oz (120 g)
Sel et poivre noir au goût	
Épinards	2 feuilles

FARCE

Jus de citron	1 c. à thé (5 ml)
Échalote hachée	1 c. à soupe (15 ml)
Tomate hachée	¼ tasse (60 ml)
Champignons frais tranchés	¼ tasse (60 ml)

Couper le filet en deux dans le sens de la longueur et assaisonner des deux côtés. Mettre une feuille d'épinard sur chaque filet. Mélanger les ingrédients contenus dans la farce: jus de citron, échalote, tomate, champignons. Diviser la farce en deux et déposer chaque part au centre d'une feuille d'épinard. Rouler les filets et fermer avec un cure-dent. Placer chaque rouleau dans un plat allant au four. Cuire à 450 °F (230 °C) pendant 15 minutes ou jusqu'à ce que le poisson se défasse bien avec une fourchette.

Rendement par portion	
Glucides:	4 g = 1 unité
Gras:	1 g
Protéines:	12 g
Calories:	70

❖

Flétan à la paysanne

Donne 1 portion

Flétan	4 oz (120 g)
Sel et poivre noir au goût	
Champignons frais émincés	½ tasse (125 ml)
Échalotes hachées	2
Pâte de tomate	1 c. à thé (5 ml)
Sauce Worcestershire	1 c. à thé (5 ml)
Eau	1 c. à soupe (15 ml)

Mettre le flétan dans un plat antiadhésif allant au four. Saler très peu et poivrer. Mélanger la pâte de tomate, la sauce Worcestershire, l'eau, les champignons et les échalotes. Verser sur le poisson. Recouvrir de papier d'aluminium et faire cuire au four à 450 °F (230 °C) pendant 15 minutes. Enlever le papier d'aluminium et faire cuire encore 10 minutes. Servir.

Rendement par portion

Glucides:	6 g = 1,5 unité
Gras:	3 g = 0,5 unité
Protéines:	26 g
Calories:	155

❖

Flétan au citron

Donne 1 portion

Filet de flétan	4 oz (120 g)
Graines de coriandre écrasées	6
Poivron rouge haché	¼ tasse (60 ml)
Poivron vert haché	¼ tasse (60 ml)
Jus de citron	2 c. à soupe (30 ml)
Eau	2 c. à soupe (30 ml)
Sel et poivre au goût	

Mettre le poisson dans un plat allant au four. Recouvrir de graines de coriandre écrasées, des poivrons, du jus de citron et de l'eau; saler et poivrer. Couvrir le plat d'une feuille de papier d'aluminium et faire cuire à four modéré à 350 °F (180 °C) pendant 10 minutes ou jusqu'à ce que le poisson se défasse bien avec une fourchette. Servir.

Rendement par portion

Glucides:	7 g = 2 unités
Gras:	3 g = 0,5 unité
Protéines:	24 g
Calories:	151

Morue à la portugaise

Donne 2 portions

Filets de morue	8 oz (240 g)
Oignon haché	¼ tasse (60 ml)
Ail haché	1 gousse
Poivron vert coupé en dés	½ tasse (125 ml)
Tomates en conserve	¾ tasse (180 ml)
Vin blanc sec	2 c. à soupe (30 ml)
Olives noires, tranchées	4
Sel et poivre noir au goût	
Persil frais haché	2 c. à thé (10 ml)

Dans une casserole, faire revenir l'oignon et l'ail. Ajouter le poivron et faire revenir pendant 3 minutes de plus. Ajouter les tomates, le vin et les olives; couvrir et laisser mijoter pendant 10 minutes en remuant de temps à autre. Saler et poivrer les filets, et faire cuire dans une poêle à cuisson sans gras pendant 3 à 4 minutes. Retourner le poisson, le recouvrir avec les légumes et le laisser mijoter pendant 3 minutes, jusqu'à ce que sa chair se défasse bien à la fourchette et que les légumes soient bien chauds. Déposer sur un plat et servir.

Rendement par portion	
Glucides:	13 g = 3 unités
Gras:	4 g = 1 unité
Protéines:	21 g
Calories:	160

❖

Morue aux légumes

Donne 1 portion

Filet de morue	4 oz (120 g)
Zeste de citron	1 c. à thé (5 ml)
Jus de citron	1 c. à soupe (15 ml)
Tomate en conserve	1
Poivron vert émincé	2 c. à soupe (30 ml)
Oignon émincé	1 c. à soupe (15 ml)
Champignons frais émincés	1 tasse (250 ml)
Thym	$\frac{1}{4}$ c. à thé (1 ml)
Sel, poivre noir et persil au goût	

Dans un plat allant au micro-ondes, déposer la tomate coupée en quartiers, le poivron, l'oignon, les champignons et le zeste de citron. Couvrir et cuire à température élevée pendant 2 minutes. Ajouter le poisson, le thym, le jus de citron, le sel et le poivre. Cuire à couvert pendant 2 $\frac{1}{2}$ minutes à température élevée. Saupoudrer de persil et servir.

Rendement par portion	
Glucides:	18 g = 4,5 unités
Gras:	1 g
Protéines:	23 g
Calories:	169

❖

Morue bergeronne

Donne 1 portion

Filet de morue	4 oz (120 g)
Oignon tranché	1 tranche
Poivron vert en dés	2 c. à soupe (30 ml)
Citron tranché	2 tranches
Persil haché	1 c. à thé (5 ml)
Tomate en conserve	1
Ail émincé	1 gousse
Sel au goût	

Couper la tomate en quartiers et déposer dans un plat. Couper le filet de morue en 3 morceaux. Déposer les morceaux de morue dans un plat allant au micro-ondes et placer les tranches de citron entre chaque morceau. Ajouter l'ail, l'oignon, le sel et le poivron. Saupoudrer de persil et mettre au micro-ondes à température élevée pendant 2 ½ minutes. Laisser reposer 3 minutes.

Rendement par portion	
Glucides:	9 g = 2 unités
Gras:	1 g
Protéines:	22 g
Calories:	134

❖

Morue pochée, sauce aux champignons

Donne 1 portion

Filet de morue	4 oz (120 g)
Eau	½ tasse (125 ml)
Crème de champignons déshydratée	1 c. à thé (5 ml)
Romarin	¼ c. à thé (1 ml)
Feuille de laurier	1
Champignons frais	1 tasse (250 ml)
Persil au goût	

Déposer le filet dans un plat allant au micro-ondes. Ajouter les champignons, les fines herbes, la crème de champignons déshydratée et l'eau. Couvrir et mettre au micro-ondes à température élevée pendant 3 minutes. Garnir de persil et servir.

Rendement par portion	
Glucides:	15 g = 4 unités
Gras:	5 g = 1 unité
Protéines:	25 g
Calories:	197

Pescado à la Naranja (flétan)

Donne 1 portion

Flétan	4 oz (120 g)
Oignon haché	1 c. à soupe (15 ml)
Ail haché	1 gousse
Sel et poivre noir	
Persil haché	½ c. à thé (2 ml)
Jus d'orange	1 c. à soupe (15 ml)
Jus de citron	½ c. à thé (2 ml)
Œuf dur	3 tranches
Paprika	

Déposer le filet de poisson dans un plat allant au four. Dans une poêle antiadhésive, cuire l'oignon et l'ail. Étendre le mélange sur le poisson. Mélanger le jus d'orange et le jus de citron; verser sur le poisson. Placer au four à 400 °F (205 °C) pendant 15 à 20 minutes. Déposer les tranches d'œufs sur le poisson et saupoudrer de paprika.

Rendement par portion	
Glucides:	5 g = 1 unité
Gras:	8 g = 1,5 unité
Protéines:	30 g
Calories:	215

❖

Saumon au four

Donne 1 portion

Darne de saumon	4 oz (120 g)
Jus de citron	1 c. à soupe (15 ml)
Échalote hachée	2 c. à soupe (30 ml)
Citron	1 tranche
Persil haché	1 pincée

Placer le saumon dans un plat allant au four. Arroser de jus de citron, recouvrir d'échalotes et assaisonner. Mettre au four à 375 °F (190 °C) environ 25 à 35 minutes jusqu'à ce que le poisson se défasse facilement avec une fourchette. Servir avec une tranche de citron et garnir de persil.

Rendement par portion	
Glucides:	4 g = 1 unité
Gras:	12 g = 2,5 unités
Protéines:	23 g
Calories:	219

Saumon aux crevettes

Donne 1 portion

Darne de saumon	3 oz (90 g)
Crevettes	1 oz (30 g)
Jus de citron	1 c. à soupe (15 ml)
Vin blanc sec	1 c. à thé (5 ml)
Échalote hachée	1
Thym	¼ c. à thé (1 ml)
Persil haché	½ c. à thé (2 ml)
Fécule de maïs	¼ c. à thé (1 ml)
Eau froide	1 c. à soupe (15 ml)
Sel et poivre noir au goût	

Déposer dans un plat allant au micro-ondes la darne de saumon et les crevettes. Ajouter les liquides, l'échalote, le thym et le persil. Cuire à couvert pendant 3 minutes à température élevée. Retirer le saumon et les crevettes. Saler très peu et poivrer le jus de cuisson. Y ajouter la fécule de maïs délayée dans l'eau froide et mélanger. Cuire 30 secondes et napper le saumon.

Rendement par portion	
Glucides:	3 g = 1 unité
Gras:	10 g = 2 unités
Protéines:	23 g
Calories:	196

❖

Sole à la créole (1)

Donne 2 portions

Filets de sole	8 oz (240 g)
Sel et poivre noir au goût	
Céleri coupé en dés	¼ tasse (60 ml)
Échalote hachée	1
Tomates en conserve	½ tasse (125 ml)
Origan	½ c. à thé (2 ml)
Basilic	½ c. à thé (2 ml)
Fécule de maïs	2 c. à thé (10 ml)
Eau froide	1 c. à soupe (15 ml)
Chapelure	⅓ tasse (80 ml)

Chauffer le four à 450 °F (230 °C). Couper le poisson en 2 morceaux et assaisonner. Placer dans un plat peu profond et mettre au four de 25 à 35 minutes. Pendant ce temps, cuire le céleri et l'échalote dans une poêle antiadhésive. Y ajouter les tomates, l'origan, le basilic et laisser mijoter pendant 5 minutes. Mélanger la fécule de maïs à l'eau froide et l'ajouter à la sauce. Cuire jusqu'à épaississement. Quand le poisson est cuit, verser la sauce dessus. Saupoudrer de chapelure et faire brunir sous le gril (*broil*) pendant quelques minutes.

Rendement par portion

Glucides:	25 g = 6 unités
Gras:	2 g = 0,5 unité
Protéines:	26 g
Calories:	237

❖

Sole à la créole (2)

Donne 3 portions

Filets de sole	1 lb (454 g)
Beurre	1 c. à thé (5 ml)
Oignon	1
Céleri coupé en dés	½ tasse (125 ml)
Tomate	1 tasse (250 ml)
Poivron vert haché	2 c. à soupe (30 ml)
Sel	½ c. à thé (2 ml)
Origan	¼ c. à thé (1 ml)
Poivre noir	1 pincée
Édulcorant hypocalorique au goût	

Préparer les filets. Placer dans un plat allant au four préalablement vaporisé d'un enduit antiadhésif genre Pam. Chauffer le beurre dans une poêle et y cuire l'oignon et le céleri. Ajouter les autres ingrédients et bien mélanger. Verser ce mélange sur les filets et cuire à 350 °F (180 °C) de 30 à 35 minutes.

Rendement par portion

Glucides:	8 g = 2 unités
Gras:	4 g = 1 unité
Protéines:	30 g
Calories:	187

❖

Sole à l'orange

Donne 1 portion

Filet de sole	4 oz (120 g)
Jus d'orange	¼ tasse (60 ml)
Zeste d'orange	1 c. à soupe (15 ml)
Muscade	1 c. à thé (5 ml)
Menthe hachée	2 c. à thé (10 ml)
Persil	

Placer le poisson dans un plat antiadhésif. Ajouter le zeste d'orange et le jus d'orange, saupoudrer de muscade. Couvrir de papier d'aluminium et faire cuire au four à 450 °F (230 °C) pendant 10 à 15 minutes. Servir dans le plat de cuisson et garnir de menthe et d'un bouquet de persil.

Rendement par portion

Glucides:	8 g = 2 unités
Gras:	1 g
Protéines:	22 g
Calories:	138

Sole à la provençale

Donne 1 portion

Filet de sole	4 oz (120 g)
Champignons frais tranchés	4
Jus de tomate	2 c. à soupe (30 ml)
Consommé d'oignon, déshydraté, sans gras	2 c. à thé (10 ml)
Cerfeuil, basilic et poivre noir au goût	

Mettre le poisson dans un plat antiadhésif et ajouter les champignons. Poivrer, ajouter une pincée de cerfeuil et de basilic. Mélanger le jus de tomate, le consommé d'oignon et ajouter au poisson. Couvrir de papier d'aluminium et faire cuire au four à 450 °F (230 °C) pendant 15 minutes.

Rendement par portion

Glucides:	5 g = 1 unité
Gras:	2 g = 0,5 unité
Protéines:	23 g
Calories:	125

———— ❖ ————

Sole alsacienne

Donne 1 portion

Choucroute en conserve	½ tasse (125 ml)
Filet de sole	4 oz (120 g)
Cumin, poivre noir et persil haché au goût	

Dans un plat allant au four, faire un lit de choucroute. Déposer le filet de sole, saupoudrer de cumin et poivrer. Couvrir de papier d'aluminium et faire cuire au four à 400 °F (205 °C) pendant 8 à 10 minutes. Saupoudrer de persil et servir dans le plat de cuisson.

Rendement par portion

Glucides:	5 g = 1 unité
Gras:	1 g
Protéines:	22 g
Calories:	126

Sole au four

Donne 4 portions

Filets de sole	1 lb (454 g)
Sel	1 c. à thé (5 ml)
Jus de citron	2 c. à soupe (30 ml)
Crevettes	1 tasse (250 ml)
Oignon émincé	2 c. à thé (10 ml)
Champignons frais coupés	1 tasse (250 ml)
Persil	1 c. à soupe (15 ml)
Eau	½ tasse (125 ml)

Dans une poêle, combiner tous les ingrédients, sauf les filets de sole et les crevettes. Cuire à feu moyen jusqu'à ébullition. Faire bouillir pendant 1 minute en brassant constamment. Placer les filets dans une casserole allant au four. Recouvrir du mélange. Cuire à 375 °F (190 °C) pendant 20 minutes.

Rendement par portion	
Glucides:	3 g = 0,5 unité
Gras:	2 g = 0,5 unité
Protéines:	30 g
Calories:	157

❖

Sole aux palourdes

Donne 2 portions

Filets de sole	8 oz (240 g)
Tomate pelée, écrasée	¾ tasse (180 ml)
Ail haché	2 gousses
Palourdes en conserve	½ tasse (125 ml)
Persil haché	1 c. à thé (5 ml)
Basilic	1 c. à thé (5 ml)
Sauce Worcestershire	½ c. à thé (2 ml)
Poivre de Cayenne et poivre noir au goût	
Édulcorant hypocalorique	½ c. à thé (2 ml)

Mettre la tomate, les assaisonnements et la sauce Worcestershire dans un plat allant au micro-ondes. Couvrir et mettre à température moyenne (50 %) pendant 5 minutes. Mettre les palourdes dans la sauce et mélanger. Ajouter l'édulcorant hypocalorique et bien mélanger. Réserver. Mettre le poisson dans un plat assez grand. Couvrir et mettre au micro-ondes pendant 5 minutes à température élevée. Retirer le poisson du four et couvrir de sauce aux palourdes chaude.

Rendement par portion	
Glucides:	6 g = 1,5 unité
Gras:	3 g = 0,5 unité
Protéines:	34 g
Calories:	194

❖

Sole dieppoise

Donne 1 portion

Filet de sole	3 oz (90 g)
Crevettes cuites	1 oz (30 g)
Champignons frais émincés	2
Yogourt nature, 2 %	1 c. à soupe (15 ml)
Jus de citron	1 c. à soupe (15 ml)
Vin blanc sec	½ c. à thé (2 ml)
Persil haché au goût	

Déposer le filet de sole, les crevettes, les champignons et le vin blanc dans un plat allant au micro-ondes. Couvrir et mettre au four 1½ minute à température élevée. Déposer le filet sur une assiette. Mélanger le yogourt au jus de citron et napper le filet de cette sauce. Saupoudrer de persil haché et servir.

Rendement par portion

Glucides:	4 g	= 1 unité
Gras:	2 g	= 0,5 unité
Protéines:	27 g	
Calories:	148	

❖

Sole dijonnaise

Donne 2 portions

Filets de sole	8 oz (240 g)
Moutarde de Dijon	1 c. à soupe (15 ml)
Poivron en dés	½ tasse (125 ml)
Oignon haché	¼ tasse (60 ml)
Lait, 2 %	2 c. à soupe (30 ml)
Jus de citron	2 c. à thé (10 ml)
Fromage écrémé râpé	¼ tasse (60 ml)
Paprika au goût	

Badigeonner le poisson de moutarde et déposer dans un plat allant au four. Étendre le poivron et l'oignon sur le poisson. Ajouter le lait et le jus de citron. Parsemer de fromage râpé et saupoudrer de paprika. Cuire au four à 375 °F (190 °C) pendant 15 minutes.

Rendement par portion

Glucides:	8 g	= 2 unités
Gras:	10 g	= 2 unités
Protéines:	30 g	
Calories:	245	

Sole Doria

Donne 1 portion

Filet de sole	4 oz (120 g)
Concombre	10 tranches
Jus de citron	1 c. à thé (5 ml)
Sauce Worcestershire	1 c. à thé (5 ml)
Thym	¼ c. à thé (1 ml)
Persil frais	¼ c. à thé (1 ml)
Oignon émincé	1 c. à soupe (15 ml)

SAUCE

Pâte de tomate	1 c. à thé (5 ml)
Yogourt nature, 2 %	1 c. à soupe (15 ml)
Estragon au goût	

Déposer le filet de sole dans un plat allant au micro-ondes. Ajouter tous les autres ingrédients et mettre au four, couvrir, cuire pendant 2 ½ minutes à température élevée. Laisser reposer 3 minutes.

SAUCE:

Chauffer la pâte de tomate et le yogourt 20 secondes à température élevée. Ajouter l'estragon à la sauce. Déposer le poisson dans une assiette et napper de sauce rosée.

Rendement par portion	
Glucides:	9 g = 2 unités
Gras:	2 g = 0,5 unité
Protéines:	24 g
Calories:	149

❖

Sole en verdure

Donne 1 portion

Filet de sole	4 oz (120 g)
Brocoli	⅔ tasse (160 ml)
Eau	2 c. à soupe (30 ml)
Estragon	¼ c. à thé (1 ml)
Persil	¼ c. à thé (1 ml)
Échalote hachée	¼ c. à thé (1 ml)
Citron en quartiers	2 quartiers

Déposer les bouquets de brocoli dans un plat, les tiges vers l'extérieur. Ajouter l'eau, couvrir et mettre au four à micro-ondes pendant 3 minutes à température élevée. Déposer le filet sur le brocoli et ajouter les fines herbes. Couvrir et chauffer pendant 2 ½ minutes à température élevée. Laisser reposer 4 minutes. Arroser de jus de citron et servir avec des quartiers de citron.

Rendement par portion	
Glucides:	20 g = 5 unités
Gras:	2 g = 0,5 unité
Protéines:	30 g
Calories:	204

❖

Sole gratinée
Donne 1 portion

Filet de sole	4 oz (120 g)
Oignon haché finement	1 c. à soupe (15 ml)
Tomate tranchée	1 petite
Fromage écrémé râpé	3 c. à soupe (45 ml)
Ail émincé	$\frac{1}{2}$ c. à thé (2 ml)
Origan	$\frac{1}{4}$ c. à thé (1 ml)
Sel et poivre noir au goût	

Placer la sole dans un plat allant au four. Assaisonner avec l'oignon, l'ail, l'origan, le sel et le poivre. Recouvrir des tranches de tomate. Cuire au four à 375 °F (190 °C) environ 10 minutes ou jusqu'à ce que le poisson se défasse avec une fourchette. Lorsque le poisson est cuit, recouvrir de fromage râpé et faire griller de 2 à 3 minutes ou jusqu'à ce que le fromage soit doré.

Rendement par portion	
Glucides:	9 g = 2 unités
Gras:	10 g = 2 unités
Protéines:	35 g
Calories:	272

❖

Sole marinière

Donne 1 portion

Filet de sole	4 oz (120 g)
Tomate fraîche	1
Câpres	1 c. à soupe (15 ml)
Persil haché	1 c. à soupe (15 ml)
Origan	¼ c. à thé (1 ml)
Sel et poivre au goût	

Mettre le filet de sole dans un plat de cuisson allant au four, légèrement graissé. Couper la tomate en petits dés. Mélanger, dans une poêle antiadhésive, la tomate, les câpres et le persil. Saler très peu, poivrer, ajouter l'origan et faire cuire à feu moyen pendant quelques minutes en brassant. Verser sur le poisson, couvrir avec du papier d'aluminium. Cuire au four à 450 °F (230 °C) pendant 15 minutes. Servir dans le plat de cuisson.

Rendement par portion	
Glucides:	6 g = 1,5 unité
Gras:	2 g = 1 unité
Protéines:	22 g
Calories:	128

❖

Sole niçoise

Donne 1 portion

Filet de sole	4 oz (120 g)
Tomate fraîche écrasée	1
Basilic	¼ c. à thé (1 ml)
Ail haché	1 gousse
Câpres au goût	

Déposer le filet de sole dans un plat allant au micro-ondes. Dans un autre plat, mélanger la tomate écrasée, la gousse d'ail hachée, quelques câpres et le basilic. Garnir le filet de sole de ce mélange. Couvrir et mettre au four à température élevée pendant 2 ½ minutes. Laisser reposer 3 minutes avant de servir.

Rendement par portion	
Glucides:	7 g = 2 unités
Gras:	2 g = 0,5 unité
Protéines:	22 g
Calories:	132

Thon à la mode de Provence

Donne 2 portions

Thon égoutté	6 oz (180 g)
Aubergine en dés	2 tasses (500 ml)
Oignon tranché	1 tasse (250 ml)
Ail haché	1 gousse
Tomates en conserve	2 tasses (500 ml)
Poivron vert tranché	1 tasse (250 ml)
Eau	1 tasse (250 ml)
Basilic	½ c. à thé (2 ml)
Origan	¼ c. à thé (1 ml)
Poivre noir	1 pincée
Persil frais haché	2 c. à thé (10 ml)

Dans une poêle à cuisson sans gras, faire revenir les oignons et l'ail jusqu'à ce que l'oignon soit tendre. Ajouter l'aubergine, les tomates, le poivron, l'eau, le basilic, l'origan et le poivre. Couvrir et laisser mijoter le tout pendant 35 minutes, en remuant de temps à autre. Ajouter le thon, remuer et laisser mijoter pendant 5 minutes de plus. Pour servir, parsemer de persil.

Rendement par portion	
Glucides:	34 g = 8,5 unités
Gras:	4 g = 1 unité
Protéines:	25 g
Calories:	255

❖

Thon à la provençale

Donne 2 portions

Thon égoutté	6 oz (180 g)
Oignon haché	½ tasse (125 ml)
Ail écrasé	1 gousse
Tomates pelées, en morceaux	1 tasse (250 ml)
Eau	½ tasse (125 ml)
Jus de citron	2 c. à soupe (30 ml)
Persil, origan	½ c. à thé (5 ml) de chacun
Sel et poivre	1 pincée de chacun
Câpres rincés	½ c. à thé (2 ml)

Retirer le thon de sa boîte en prenant soin de ne pas le casser; le mettre dans un plat allant au four et arroser de jus de citron. Saler et poivrer. Faire cuire l'oignon dans une poêle à cuisson sans gras jusqu'à ce qu'il soit transparent. Ajouter l'ail, les tomates, l'eau, l'origan, les câpres, le sel et le poivre. Laisser bouillir et réduire jusqu'à ce que le mélange épaississe. Verser cette sauce sur le thon, couvrir et faire cuire à 350 °F (180 °C) pendant 10 minutes. Garnir de persil avant de servir.

Rendement par portion	
Glucides:	10 g = 2,5 unités
Gras:	3 g = 2 unités
Protéines:	21 g
Calories:	150

❖

Thon et concombre

Donne 2 portions

Concombre	1 gros
Tomate en dés	1 moyenne
Oignon en dés	¼ tasse (60 ml)
Thon	6 oz (180 g)
Huile	2 c. à soupe (30 ml)
Vinaigre balsamique	1 c. à soupe (15 ml)
Sel et poivre noir au goût	

Couper le concombre sur le long et le vider. Mélanger l'intérieur avec la tomate, l'oignon, le sel, le poivre et le thon. Farcir le concombre et servir avec la vinaigrette faite de l'huile et du vinaigre.

Rendement par portion

Glucides :	6 g = 1,5 unité
Gras :	17 g = 3,5 unités
Protéines :	21 g
Calories :	259

❖

Aubergine en salade

Donne 1 portion par tasse (250 ml)

Aubergine	1
Poivron vert haché	1
Vinaigre blanc	2 c. à soupe (30 ml)
Poivre noir, ail et paprika au goût	

Peler l'aubergine, la couper en tranches et assécher celles-ci. Hacher l'aubergine avec le poivron et l'ail. Ajouter le vinaigre et mélanger. Assaisonner au goût et réfrigérer.

Rendement par portion

Glucides :	18 g = 4,5 unités
Gras :	traces
Protéines :	3 g
Calories :	78

Aubergines farcies

Donne 3 portions

Aubergines	3
Oignon haché	1 tasse (250 ml)
Tomate pelée et hachée	½ tasse (125 ml)
Champignons frais hachés	½ tasse (125 ml)
Persil	2 c. à thé (10 ml)
Origan	1 c. à thé (5 ml)

Sel et poivre noir au goût

Couper les aubergines en deux sur le long. Vider la pulpe et hacher celle-ci finement. Faire bouillir l'oignon dans l'eau salée pendant 3 à 4 minutes. Égoutter. Ajouter à la pulpe de l'aubergine, l'oignon, la tomate, le persil, les champignons, l'origan, le sel et le poivre. Bien mélanger et remplir l'aubergine de la farce. Cuire au four à 350 °F (180 °C) pendant 45 minutes. Servir chaud ou froid.

Rendement par portion

Glucides:	17 g = 4 unités
Gras:	traces
Protéines:	3 g
Calories:	80

❖

Aubergine en marinade

Donne 1 portion

Aubergine	2 tasses (500 ml)
Huile d'olive	1 c. à thé (5 ml)
Vinaigre blanc	1 c. à thé (5 ml)

Eau, origan, thym, basilic au goût
Poudre d'ail et poudre d'oignon au goût
Sel et poivre au goût

Couper l'aubergine en cubes et cuire à la vapeur pendant 3 à 5 minutes. Préparer la marinade en combinant l'huile, le vinaigre, l'eau, l'origan, le thym, le basilic, la poudre d'ail, la poudre d'oignon, le sel et le poivre. Ajouter les aubergines. Mettre au réfrigérateur et laisser mariner pendant la nuit.

Rendement par portion

Glucides	26 g = 6,5 unités
Gras:	6 g = 1 unité
Protéines:	4 g
Calories:	160

Courgettes à l'aneth

Donne 4 portions

Courgettes tranchées	2 moyennes
Eau	½ tasse (125 ml)
Sel et aneth frais au goût	

Trancher les courgettes sur le long. Cuire sans couvercle dans 1 po (2,5 cm) d'eau avec du sel jusqu'à ce qu'elles soient tendres. Parsemer d'aneth.

Rendement par portion

Glucides:	2 g = 0,5 unité
Gras:	0
Protéines:	1 g
Calories:	10

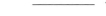

Courgettes au cheddar

Donne 4 portions

Courgettes en morceaux	4
Bouillon de poulet sans gras déshydraté	1 c. à thé (5 ml)
Oignon haché	½ tasse (125 ml)
Fromage cheddar râpé	1 tasse (250 ml)
Beurre	1 c. à soupe (15 ml)
Ail émincé	1 gousse
Sel	1 c. à thé (5 ml)
Poivre noir	½ c. à thé (2 ml)

Faire fondre le beurre à feu doux dans une poêle, ajouter l'oignon et laisser mijoter pendant 2 minutes. Ajouter les courgettes. Laisser mijoter. Ajouter l'ail, le sel et bien brasser. Ajouter le bouillon de poulet. Verser dans un plat allant au four, couvrir de fromage et cuire au four pour brunir. Ne pas ajouter d'eau, les légumes en contiennent suffisamment.

Rendement par portion

Glucides:	5 g = 1 unité
Gras:	19 g = 4 unités
Protéines:	25 g
Calories:	312

Courgettes épicées

Donne 4 portions

Courgettes tranchées	3 tasses (750 ml)
Oignon haché	¼ tasse (60 ml)
Huile végétale	2 c. à thé (10 ml)
Sel	½ c. à thé (2 ml)
Chili en poudre	½ c. à thé (2 ml)
Poivre noir	1 pincée
Tomate pelée	1

Dans une poêle, faire revenir les oignons dans un peu d'huile. Ajouter les autres ingrédients, couvrir et cuire à feu doux pendant 20 minutes.

Rendement par portion	
Glucides:	8 g = 2 unités
Gras:	3 g = 1 unité
Protéines:	2 g
Calories:	58

❖

Courgettes farcies

Donne 2 portions

Courgettes	2
Bœuf haché maigre	7 oz (210 g)
Oignon haché	¼ tasse (60 ml)
Œuf	1
Persil frais haché	2 c. à soupe (30 ml)
Bouillon de bœuf	1 tasse (250 ml)
Sauge	⅛ c. à thé (0,5 ml)
Citron	2 tranches
Sel et poivre noir au goût	

Creuser le centre des courgettes en retirant la chair avec un couteau. Mélanger tous les ingrédients, sauf le bouillon et le citron. En farcir les courgettes et faire 2 boulettes avec le surplus.

Mélanger le bouillon et le citron dans une casserole, puis ajouter les courgettes farcies et les boulettes. Couvrir et laisser mijoter de 30 à 45 minutes.

Rendement par portion	
Glucides:	13 g = 3 unités
Gras:	18 g = 3,5 unités
Protéines:	25 g
Calories:	320

Courgettes farcies aux œufs

Donne 4 portions

Courgettes tranchées	4 moyennes
Eau	½ tasse (125 ml)
Tomate hachée	1
Œufs battus	3
Sel	¼ c. à thé (1 ml)
Poivre noir	1 pincée
Fromage cheddar fort, râpé	½ tasse (125 ml)

Couper les courgettes dans le sens de la longueur. Vider l'intérieur. Hacher la pulpe pour faire 1 tasse (250 ml). Mettre de côté. Placer les coquilles de courgettes dans une poêle. Ajouter l'eau. Mijoter jusqu'à ce qu'elles soient tendres. Égoutter et assaisonner. Entre-temps, dans une sauteuse, cuire la tomate pendant 3 minutes. Ajouter les œufs, la pulpe des courgettes, le sel et le poivre. Cuire à feu doux. Placer ce mélange dans les courgettes. Garnir de fromage et gratiner au four pendant quelques minutes.

Rendement par portion	
Glucides:	6,5 g = 1,5 unité
Gras:	15 g = 3 unités
Protéines:	15 g
Calories:	214

❖

Courgette milanaise

Donne 1 portion

Bœuf haché maigre	3 oz (90 g)
Courgette en rondelles	⅔ tasse (160 ml)
Eau	¼ tasse (60 ml)
Oignon haché	1 c. à soupe (15 ml)
Fromage mozzarella écrémé, râpé	1 c. à soupe (15 ml)
Ail haché	1 gousse
Tomate en conserve	1
Origan	½ c. à thé (2 ml)
Sel et poivre noir	

Mettre la courgette et l'eau dans un plat allant au micro-ondes et faire cuire pendant 3 minutes à température élevée. Mettre de côté. Cuire la viande et l'oignon à température élevée pendant 50 secondes. Brasser à mi-temps de cuisson. Ajouter la tomate, l'origan, le sel et le poivre. Égoutter la courgette et la déposer dans un plat. Ajouter le mélange de viande et saupoudrer de fromage. Mettre au four pendant 1½ minute à température élevée. Laisser reposer 3 minutes avant de servir.

Rendement par portion		
Glucides:	17 g	= 4 unités
Gras:	16 g	= 3 unités
Protéines:	24 g	
Calories:	300	

❖

Poivron farci au bœuf, version four traditionnel

Donne 1 portion

Poivron vert	1
Oignon haché	1 petit
Bœuf haché maigre	4 oz (120 g)
Jus de tomate	½ tasse (125 ml)
Persil haché	
Sel et poivre noir	

Couper le poivron sur le dessus, enlever les graines et la partie blanche. Faire bouillir de l'eau légèrement salée et y faire blanchir le poivron pendant 10 minutes. L'égoutter et laisser refroidir. Mélanger l'oignon et le bœuf haché. Saler très peu et poivrer. Ajouter le persil haché et bien mélanger. Farcir le poivron de ce mélange, le placer dans un plat allant au four, verser le jus de tomate autour et faire cuire à 350 °F (180 °C) pendant 1 heure.

Rendement par portion	
Glucides:	28 g = 7 unités
Gras:	18 g = 3,5 unités
Protéines:	25 g
Calories:	361

❖

Poivron farci au bœuf, version micro-ondes

Donne 1 portion

Poivron vert	1
Bœuf haché maigre	4 oz (120 g)
Jus de tomate	1 c. à soupe (15 ml)
Tomate fraîche écrasée	1
Oignon haché	1 c. à soupe (15 ml)
Cari	½ c. à thé (2 ml)
Feuille de laurier	1
Poivre noir	

Déposer l'oignon et le bœuf haché dans un plat allant au micro-ondes. Placer au micro-ondes pendant 1½ minute à température élevée. Couper le poivron en deux, le laver, le vider et enlever le pédoncule. Placer la tomate écrasée et la feuille de laurier dans un plat. Déposer les demi-poivrons sur la tomate. Remplir ceux-ci du mélange de viande. Ajouter le cari, le jus de tomate et le poivre. Cuire 6 minutes à température élevée et laisser reposer 4 minutes avant de servir.

Rendement par portion	
Glucides:	7 g = 2 unités
Gras:	17 g = 2,5 unités
Protéines:	22 g
Calories:	273

❖

Poivrons farcis au fromage

Donne 2 portions

Poivrons verts	2 moyens
Fromage cottage, 1 %	1 tasse (250 ml)
Riz cuit	½ tasse (125 ml)
Ketchup	1 c. à soupe (15 ml)
Sauce Worcestershire	½ c. à thé (2 ml)
Origan	¼ c. à thé (1 ml)
Fromage parmesan râpé	1 c. à soupe (15 ml)
Sel et poivre noir au goût	

Couper les poivrons en deux, les évider et les cuire dans l'eau bouillante pendant 3 minutes. Égoutter. Mélanger le fromage cottage, le riz, le ketchup, la sauce Worcestershire et les assaisonnements. Farcir les moitiés de poivrons de ce mélange. Saupoudrer de fromage parmesan et cuire au four à 375 °F (190 °C) pendant 10 minutes.

Rendement par portion

Glucides:	24 g = 6 unités
Gras:	2 g = 0,5 unité
Protéines:	10
Calories:	202

Poivron farci au thon

Donne 1 portion

Poivron vert évidé	1
Thon	3 oz (90 g)
Mayonnaise légère	1 c. à thé (5 ml)
Œuf dur, haché	1
Paprika au goût	

Mettre dans un bol tous les ingrédients et mélanger. Laver le poivron, l'évider de ses graines et le farcir du mélange au thon. Garnir de paprika.

Rendement par portion

Glucides:	6 g = 1,5 unité
Gras:	7 g = 1,5 unité
Protéines:	28 g
Calories:	208

Poivrons grillés

Poivrons rouges	4
Poivrons jaunes	4
Poivrons verts	4

Mettre les poivrons directement sous le gril. Cuire jusqu'à ce qu'ils soient brûlés, en les tournant pour faire cuire tous les côtés. Enlever les poivrons du gril et les mettre dans un bol. Couvrir le bol avec de la pellicule et laisser refroidir. Retirer la peau brûlée des poivrons et trancher en lames. Jeter les graines. Les poivrons peuvent être ajoutés aux salades. On peut aussi les réduire en purée et les ajouter à du bouillon de poulet pour faire une soupe ou à du vinaigre balsamique pour faire une vinaigrette.

Rendement par portion	
Glucides:	9 g = 2 unités
Gras:	0
Protéines:	1 g
Calories:	40

❖

Épinards au citron
Donne 4 portions

Épinards	1 lb (454 g)
Sel au goût	
Jus de citron	1 c. à soupe (15 ml)
Bouillon de poulet sans gras	3 c. à soupe (45 ml)
Édulcorant hypocalorique	1 sachet

Laver et égoutter les épinards. Cuire à la vapeur pendant 2 à 3 minutes. Combiner le jus de citron, le bouillon et le sel. Verser sur les épinards.

Rendement par portion	
Glucides:	3 g = 1 unité
Gras:	traces
Protéines:	2 g
Calories:	18

Épinards au four

Donne 4 portions

Épinards hachés	4 tasses (1 litre)
Champignons frais	1 tasse (250 ml)
Oignon émincé	2 c. à thé (10 ml)
Ail émincé	1 gousse
Sel	1 c. à thé (5 ml)
Poivre noir	1 pincée
Mayonnaise légère	½ tasse (125 ml)
Jus de citron	2 c. à soupe (30 ml)
Sauce Tabasco au goût	

Cuire et égoutter les épinards. Vaporiser un plat allant au four d'un enduit antiadhésif genre Pam. Mélanger les ingrédients dans un bol. Verser dans le plat, couvrir et cuire 1 heure à 350 °F (180 °C).

Rendement par portion	
Glucides:	8 g = 2 unités
Gras:	15 g = 3 unités
Protéines:	1 g
Calories:	170

———— ❖ ————

Épinards en casserole

Donne 1 portion

Épinards	1 tasse (250 ml)
Œufs battus	2
Fromage cheddar partiellement écrémé, râpé	2 oz (60 g)
Oignon émincé	1 c. à thé (5 ml)
Poivre noir du moulin au goût	

Cuire les épinards et bien les égoutter. Combiner les œufs, l'oignon et le poivre. Ajouter le fromage et les épinards. Verser dans une casserole vaporisée d'un enduit antiadhésif genre Pam. Cuire au four à 350 °F (180 °C) sans couvercle pendant 15 minutes.

Rendement par portion	
Glucides:	3 g = 1 unité
Gras:	14 g = 3 unités
Protéines:	27 g
Calories:	251

Soufflé aux épinards

Donne 1 portion

Œufs	2
Muscade	1 c. à thé (5 ml)
Épinards frais	1 tasse (250 ml)
Vanille	1 c. à thé (5 ml)
Édulcorant hypocalorique	1 sachet

Mélanger tous les ingrédients ensemble, excepté les épinards; passer au mélangeur. Par la suite, ajouter les épinards. Vaporiser un plat de cuisson d'un enduit antiadhésif genre Pam et mettre au four à 350 °F (180 °C) pour 30 minutes environ. Servir chaud ou froid.

Rendement par portion

Glucides:	2 g = 0,5 unité
Gras:	10 g = 2 unités
Protéines:	13 g
Calories:	164

❖

Bouchées de champignons

Donne 2 portions

Champignons frais	1 lb (454 g)
Sel au goût	

Placer les champignons sur une tôle à biscuits vaporisée d'un enduit antiadhésif genre Pam et parsemer de sel. Cuire au four à 250 °F (120 °C) pendant 40 à 50 minutes.

Rendement par portion

Glucides:	10 g = 2 unités
Gras:	traces
Protéines:	4 g
Calories:	58

Champignons florentins

Donne 1 portion par tasse (250 ml)

Champignons frais	1 lb (454 g)
Épinards hachés	1 tasse (250 ml)
Oignon émincé	2 c. à thé (10 ml)
Ciboulette	1 c. à thé (5 ml)
Thym frais haché	1 c. à thé (5 ml)
Jus de citron	1 c. à soupe (15 ml)

Laver les champignons, retirer les tiges et hacher celles-ci. Dans un bol, combiner les tiges de champignons avec les ingrédients. Farcir les têtes de champignons de ce mélange. Placer dans un plat vaporisé d'un enduit antiadhésif genre Pam et cuire au four à 350 °F (180 °C) pendant 15 à 20 minutes.

Rendement par portion

Glucides:	25 g = 2 unités
Gras:	2 g = 1 unité
Protéines:	10 g
Calories:	128

❖

204 ❖ La nouvelle révolution diététique

Délice aux champignons

Donne 2 portions

Champignons frais	8 gros
Beurre	2 c. à thé (10 ml)
Crabe en conserve	8 oz (240 g)
Fromage cheddar, 7 %, râpé	4 oz (120 g)
Sel et poivre au goût	
Jus de citron	½ c. à thé (2 ml)
Paprika au goût	

Hacher les pieds de champignons. Combiner le sel, le poivre et le beurre. Faire fondre. Enduire le haut des champignons de beurre et placer dans une casserole. Cuire au micro-ondes à température élevée pendant 8 à 10 minutes. Rincer le crabe et mélanger avec le fromage et les pieds de champignons. Cuire ce mélange au micro-ondes à température élevée pendant 3 ou 4 minutes. Bien mélanger et remplir les têtes de champignons de ce mélange. Cuire l'ensemble au micro-ondes à température élevée pendant 3 minutes; arroser de citron et saupoudrer de paprika. Servir chaud.

Rendement par portion	
Glucides:	6 g = 1,5 unité
Gras:	8 g = 1,5 unité
Protéines:	33 g
Calories:	226

❖

Brocoli ou chou-fleur en sauce tomate

Donne 2-4 portions

Brocoli ou chou-fleur	10 oz (300 g)
Tomate en purée	½ tasse (125 ml)
Ail haché	1 gousse
Vinaigre balsamique	1 ½ c. à thé (2 ml)
Basilic	½ c. à thé (2 ml)
Origan	¼ c. à thé (1 ml)
Sel au goût	
Poudre de chili au goût	

Cuire le brocoli ou le chou-fleur à la vapeur. Cuire les tomates avec l'ail, le vinaigre, le basilic et l'origan. Verser sur les légumes. Ajouter le sel et le chili au goût.

Rendement par portion

Glucides:	9 g	= 2 unités
Gras:	traces	
Protéines:	4 g	
Calories:	48	

❖

Chou

Donne 2 portions

Chou râpé	2 tasses (500 ml)
Eau chaude	½ tasse (125 ml)
Sel	½ c. à thé (2 ml)
Édulcorant hypocalorique	1 c. à thé (5 ml)
Oignon émincé	1 c. à thé (5 ml)
Marjolaine	¾ c. à thé (4 ml)
Cari en graines	½ c. à thé (2 ml)
Poivre noir	⅛ c. à thé (0,5 ml)

Cuire le chou dans l'eau bouillante salée et sucrée pendant 5 minutes. Couvrir et cuire jusqu'à ce que le chou soit tendre, environ 3 minutes. Égoutter et ajouter les autres ingrédients.

Rendement par portion

Glucides:	12 g	= 3 unités
Gras:	traces	
Protéines:	3 g	
Calories:	55	

Chou farci

Donne 1 portion

Chou	2 feuilles
Bœuf haché maigre	4 oz (120 g)
Échalotes hachées	2 c. à soupe (30 ml)
Jus de tomate	2 c. à soupe (30 ml)
Consommé d'oignon sans gras	¼ tasse (60 ml)
Poivre noir au goût	

Blanchir les feuilles de chou au micro-ondes pendant 2 minutes à température élevée. Durant ce temps, mélanger la viande, l'échalote, le poivre et la moitié du jus de tomate. Bien mélanger. Garnir les feuilles de chou avec le mélange, faire 2 rouleaux et déposer dans un plat. Ajouter le consommé et le jus de tomate qui reste. Couvrir et mettre au four pendant 5 minutes à température élevée. Laisser reposer 3 minutes avant de servir.

Rendement par portion

Glucides:	8 g = 2 unités
Gras:	17 g = 3,5 unités
Protéines:	22 g
Calories:	276

❖

Chou-fleur et artichaut

Donne 4 portions

Chou-fleur	2 tasses (500 ml)
Artichaut	1 tasse (250 ml)
Champignons frais	4 oz (120 g)
Échalotes	4
Huile d'olive	2 c. à soupe (30 ml)
Vinaigre de vin rouge	1 c. à soupe (15 ml)
Moutarde de Dijon aux grains entiers	1 c. à soupe (15 ml)

Cuire le chou-fleur à la vapeur. Égoutter. Verser dans un bol et ajouter les autres légumes et les épices. Faire mariner au réfrigérateur.

Rendement par portion

Glucides:	12 g = 3 unités
Gras:	3 g = 0,5 unité
Protéines:	4 g
Calories:	76

Chou rouge succulent

Donne 3 portions

Chou rouge	2 tasses (500 ml)
Pomme en quartiers	½
Oignon en quartiers	1
Sel	½ c. à thé (2 ml)
Eau	½ tasse (125 ml)
Vinaigre de cidre de pomme	1 c. à thé (5 ml)

Verser tous les ingrédients dans une casserole et laisser mijoter pendant 30 minutes. Retirer la pomme, l'oignon, le liquide et servir.

Rendement par portion

Glucides:	80 g = 20 unités
Gras:	4 g = 1 unité
Protéines:	18 g
Calories:	347

❖

Chou sauté

Donne 4 portions

Chou haché fin	4 tasses (1 litre)
Vinaigre blanc	2 c. à soupe (30 ml)
Huile végétale	1 c. à thé (5 ml)
Édulcorant hypocalorique	½ c. à thé (2 ml)
Sauce soja sans sucre	2 c. à soupe (30 ml)
Sel et poivre	½ c. à thé (2 ml)
Ail émincé	2 gousses
Gingembre émincé	2 c. à soupe (30 ml)
Oignon haché	1 tasse (250 ml)

Combiner l'édulcorant, le sel, la sauce soja, le poivre et le vinaigre. Chauffer l'huile dans un wok. Ajouter l'ail, le gingembre et l'oignon, et cuire de 2 à 3 minutes. Saisir le chou et le mélange de vinaigre dans le wok et cuire jusqu'à ce que le tout soit tendre.

Rendement par portion

Glucides:	17 g = 4 unités
Gras:	4 g = 1 unité
Protéines:	4 g
Calories:	115

Fèves germées et riz italien

Donne 2 portions

Huile d'olive	1 c. à thé (5 ml)
Brocoli en cubes	¾ tasse (180 ml)
Carottes en julienne	¼ tasse (60 ml)
Céleri coupé	½ tasse (125 ml)
Tomate tranchée	1
Ail haché	1 gousse
Basilic	½ c. à thé (2 ml)
Origan	½ c. à thé (2 ml)
Sel	½ c. à thé (2 ml)
Fèves germées cuites	½ tasse (125 ml)
Riz brun, cuit	½ tasse (125 ml)
Fromage mozzarella écrémé, râpé	¼ tasse (60 ml)
Persil frais haché	2 c. à soupe (30 ml)

Verser l'huile dans une poêle antiadhésive et faire revenir les légumes pendant 5 minutes. Assaisonner. Ajouter les fèves cuites, le riz et le fromage. Chauffer à feu doux jusqu'à ce que le fromage soit fondu. Ajouter le persil et bien mélanger.

Rendement par portion

Glucides:	62 g =	15,5 unités
Gras:	12 g =	2,5 unités
Protéines:	28 g	
Calories:	447	

❖

Fèves germées, luzerne et épinards

Donne 4 portions

Épinards	10 oz (300 g)
Fèves germées	2 tasses (500 ml)
Luzerne	1 tasse (250 ml)
Œufs durs, tranchés	4
Vinaigrette sans gras au choix	¼ tasse (60 ml)

Bien laver les épinards et couper les tiges. Déchirer les feuilles en morceaux et combiner avec les autres ingrédients. Napper de vinaigrette.

Rendement par portion

Glucides:	7 g =	2 unités
Gras:	6 g =	1 unité
Protéines:	9 g	
Calories:	115	

Haricots verts à la moutarde

Donne 3 portions

Haricots verts cuits	3 tasses (750 ml)
Jus de citron	2 c. à soupe (30 ml)
Vinaigre	2 c. à soupe (30 ml)
Sel	½ c. à thé (2 ml)
Huile d'olive	2 c. à thé (10 ml)
Moutarde en poudre	1 c. à soupe (15 ml)
Édulcorant hypocalorique liquide	¾ c. à thé (4 ml)

Chauffer le sel, l'édulcorant, la moutarde et l'huile. Ajouter les haricots cuits et réchauffer. Ajouter le jus de citron et le vinaigre avant de servir.

Rendement par portion

Glucides:	9 g	= 2 unités
Gras:	3 g	= 1 unité
Protéines:	2 g	
Calories:	67	

❖

Haricots verts à la moutarde de Dijon

Donne 4 portions

Haricots verts	1 lb (454 g)
Eau	suffisamment pour couvrir les haricots
Sel	¾ c. à thé (4 ml)
Moutarde de Dijon	2 c. à thé (10 ml)
Huile d'olive	2 c. à thé (10 ml)
Vinaigre blanc	3 c. à soupe (45 ml)
Édulcorant hypocalorique	½ c. à thé (2 ml)

Placer les haricots, l'eau et le sel dans une casserole de grosseur moyenne. Couvrir et porter à ébullition à feu vif. Réduire le feu et laisser mijoter pendant 15 minutes. Mélanger les autres ingrédients dans un petit bol. Verser les haricots dans le bol sans les égoutter. Brasser et servir.

Rendement par portion

Glucides:	8 g	= 2 unités
Gras:	3 g	= 0,5 unité
Protéines:	2 g	
Calories:	60	

Haricots verts au bouillon de poulet

Donne 1 portion

Haricots verts	3 ½ oz (105 g)
Bouillon de poulet sans gras	½ tasse (125 ml)
Céleri haché	2 c. à thé (10 ml)
Oignon émincé	1 c. à thé (5 ml)
Eau	½ tasse (125 ml)

Placer tous les ingrédients dans une casserole. Amener à ébullition à feu vif. Réduire le feu et laisser mijoter pendant 3 à 5 minutes.

Rendement par portion

Glucides:	9 g = 2 unités
Gras:	0
Protéines:	2 g
Calories:	41

❖

Tomate farcie au thon

Donne 1 portion

Tomate entière	1
Thon	3 oz (90 g)
Céleri en dés	2 c. à soupe (30 ml)
Oignon haché	1 c. à soupe (15 ml)
Yogourt nature, 2 %	1 c. à thé (5 ml)
Laitue	1 feuille
Persil frais, sel et poivre noir au goût	

Laver la tomate et couper la partie supérieure. L'évider et l'égoutter. Mélanger les autres ingrédients et les assaisonnements. Farcir la tomate avec le mélange et remettre le dessus. Placer sur une feuille de laitue et garnir d'un bouquet de persil.

Rendement par portion

Glucides:	8 g = 2 unités
Gras:	3 g = 0,5 unité
Protéines:	21 g
Calories:	145

Tomate grillée

Donne 1 portion

Tomate	1
Édulcorant hypocalorique	1 sachet
Cannelle au goût	

Couper la tomate en deux et parsemer d'édulcorant hypocalorique et de cannelle. Griller et servir.

Rendement par portion

Glucides:	6 g = 1,5 unité
Gras:	0
Protéines:	1 g
Calories:	26

Tomates super

Donne 4 portions

Tomates	4
Sel et poivre noir au goût	
Basilic haché	6 feuilles
Jus de citron	1 c. à thé (5 ml)
Édulcorant hypocalorique	½ c. à thé (2 ml)
Ail émincé	1 gousse
Huile d'olive	1 c. à soupe (15 ml)

Ébouillanter les tomates pendant quelques secondes et les placer immédiatement dans l'eau froide afin de les peler. Couper les tomates en tranches de ½ po (1 cm). Assaisonner de sel, de poivre du moulin, de basilic, de jus de citron, d'édulcorant et d'ail. Mélanger à l'huile. Faire macérer au moins 15 minutes avant de servir.

Rendement par portion

Glucides:	2 g = 0,5 unité
Gras:	3 g = 0,5 unité
Protéines:	traces
Calories:	39

Concombre farci

Donne 1 portion

Concombre	1 moyen
Oignon	⅛ tasse (30 ml)
Radis	⅛ tasse (30 ml)
Céleri	⅛ tasse (30 ml)
Laitue	⅛ tasse (30 ml)
Ail haché	½ c. à thé (2 ml)
Graines d'aneth	1 pincée
Vinaigre de vin blanc	1 c. à soupe (15 ml)
Huile d'olive	1 c. à soupe (15 ml)
Laitue romaine	1 feuille
Champignons frais	3

Laver et couper en long un concombre moyen. Vider l'intérieur. Hacher oignon, radis, céleri et laitue. Assaisonner avec l'ail et les graines d'aneth. Ajouter le vinaigre et l'huile. Remuer le tout et en farcir le concombre. Servir sur une feuille de laitue romaine garnie de têtes de champignons.

Rendement par portion	
Glucides:	17 g = 4 unités
Gras:	14 g = 3 unités
Protéines:	5 g
Calories:	207

Fricassée

Donne 2 portions

Huile végétale	1 c. à soupe (15 ml)
Courgettes tranchées	½ lb (227 g)
Oignon émincé	1
Gingembre frais tranché	1 c. à thé (5 ml)
Ail haché	1 gousse
Sauce soja sans sucre	1 c. à soupe (15 ml)
Sauce Tabasco	¼ c. à thé (1 ml)
Eau	⅓ tasse (80 ml)
Tomates cerises, en moitiés	1 tasse (250 ml)

Faire sauter les courgettes, l'oignon, le gingembre et l'ail dans l'huile chaude pendant 5 minutes. Mélanger la sauce soja, la sauce Tabasco et l'eau. Ajouter ce mélange et les tomates cerises aux courgettes, puis cuire une autre minute.

Rendement par portion

Glucides:	15 g = 4 unités
Gras:	6 g = 1 unité
Protéines:	8 g
Calories:	133

❖

Gaspacho

Donne 4 portions

Eau bouillante	2 tasses (500 ml)
Bouillon de poulet sans gras	2 c. à thé (10 ml)
Tomates en purée	2 tasses (500 ml)
Poivre noir	½ c. à thé (2 ml)
Concombre en cubes	1
Oignon haché	½ tasse (125 ml)
Poivron vert	½

Dissoudre le bouillon dans l'eau, ajouter tous les autres ingrédients dans l'ordre donné et passer au mélangeur. Refroidir pendant 3 ou 4 heures.

Rendement par portion

Glucides:	14 g = 3,5 unités
Gras:	traces
Protéines:	2 g
Calories:	60

Gélatine jardinière

Donne de 4 à 6 portions

Gélatine sans saveur	2 enveloppes
Eau bouillante	1 ½ tasse (375 ml)
Concombre râpé, égoutté	1 tasse (250 ml)
Céleri haché fin	1 tasse (250 ml)
Oignon haché	¼ tasse (60 ml)
Édulcorant hypocalorique	½ c. à thé (2 ml)
Sel	2 c. à thé (10 ml)
Céleri	feuilles

Verser la gélatine dans un bol et ajouter l'eau. Refroidir le mélange jusqu'à ce qu'il épaississe. Ajouter le concombre, le céleri, l'oignon, l'édulcorant et le sel. Réfrigérer jusqu'à ce que la gélatine soit prise. Démouler sur les feuilles de céleri.

Rendement par portion	
Glucides:	19 g = 5 unités
Gras:	1 g
Protéines:	16 g
Calories:	135

❖

Légumes du jardin au four

Donne 4 portions

Courges en tranches	2
Fromage parmesan râpé	2 c. à thé (10 ml)
Sel	½ c. à thé (2 ml)
Courgette en tranches	1 moyenne
Oignon en rondelles	1 petit
Tomate tranchée	1
Basilic	½ c. à thé (2 ml)
Thym	½ c. à thé (2 ml)

Placer tous les ingrédients dans un plat allant au four. Cuire pendant 20 à 25 minutes à 350 °F (180 °C).

Variante: la casserole peut être cuite au micro-ondes pendant 8 à 10 minutes.

Rendement par portion	
Glucides:	10 g = 2,5 unités
Gras:	traces
Protéines:	3 g
Calories:	50

Mélange de légumes cuits au four

Donne 2 portions

Haricots verts	1 tasse (250 ml)
Tomate hachée	½ tasse (125 ml)
Céleri en languettes	½ tasse (125 ml)
Poivron en languettes	½ tasse (125 ml)
Oignon en languettes	¼ tasse (60 ml)
Huile d'olive	3 c. à soupe (45 ml)
Sel	¾ c. à thé (4 ml)

Combiner les ingrédients et les placer dans un plat allant au four. Cuire à découvert pendant 30 minutes à 350 °F (180 °C).

Rendement par portion

Glucides:	13 g = 3 unités
Gras:	21 g = 5 unités
Protéines:	2 g
Calories:	254

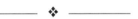

Pain au riz et aux carottes

Donne 2 portions

Riz cuit	½ tasse (125 ml)
Œuf battu	1
Carottes râpées	¾ tasse (180 ml)
Fromage cheddar râpé	½ tasse (125 ml)
Sel	¼ c. à thé (1 ml)
Sauce Worcestershire	½ c. à thé (2 ml)
Moutarde sèche	½ c. à thé (2 ml)
Poivre noir	1 pincée

Mélanger tous les ingrédients et verser dans un plat allant au four. Cuire à 325 °F (160 °C) pendant environ 30 minutes.

Rendement par portion

Glucides:	25 g = 6 unités
Gras:	7 g = 1,5 unité
Protéines:	22 g
Calories:	257

Pain aux pois chiches

Donne 2 portions

Pois chiches en conserve	¾ tasse (180 ml)
Oignon haché	2 c. à soupe (30 ml)
Céleri haché	2 c. à soupe (30 ml)
Poivron vert haché	¼ tasse (60 ml)
Carotte râpée	2 c. à soupe (30 ml)
Œuf battu	1
Fromage écrémé râpé	½ tasse (125 ml)
Flocons d'avoine	2 c. à soupe (30 ml)
Persil frais haché	1 c. à soupe (15 ml)
Basilic	3 feuilles
Sauce soja	½ c. à thé (2 ml)
Ail haché	1 gousse
Sauce Worcestershire	½ c. à thé (2 ml)

Dans un bol, écraser les pois chiches avec un pilon à pommes de terre. Ajouter tous les autres ingrédients et bien mélanger. Verser dans un plat allant au four, vaporiser d'un enduit antiadhésif genre Pam. Cuire au four à 350 °F (180 °C) pendant environ 30 minutes. Servir avec de la sauce tomate.

Rendement par portion	
Glucides:	40 g = 8 unités
Gras:	16 g = 3 unités
Protéines:	29 g
Calories:	412

❖

Ratatouille niçoise

Donne 1 portion

Aubergine pelée, en cubes	2 tasses (500 ml)
Oignon émincé	2 c. à soupe (30 ml)
Courgette tranchée	1
Tomate pelée, en cubes	1
Ail haché	1 gousse
Poivron vert en lanières	$\frac{1}{2}$ tasse (125 ml)
Pâte de tomate	$\frac{1}{2}$ c. à thé (2 ml)
Basilic	$\frac{1}{4}$ c. à thé (1 ml)
Origan	$\frac{1}{4}$ c. à thé (1 ml)
Persil haché au goût	
Sel et poivre noir au goût	

Déposer l'aubergine et l'oignon dans un plat allant au micro-ondes et cuire à température élevée pendant 1 minute. Ajouter la courgette, l'ail, le poivron et la pâte de tomate. Couvrir et cuire à température élevée pendant 1 minute. Ajouter les autres ingrédients et cuire à température élevée pendant 1 minute. Servir chaud.

Rendement par portion	
Glucides:	35 g = 9 unités
Gras:	1 g
Protéines:	6 g
Calories:	154

❖

Soupe suprême

Donne 1 portion

Asperges (avec leur liquide) en conserve	¾ tasse (180 ml)
Bouillon de poulet sans gras	1 tasse (250 ml)
Oignon haché	½ c. à thé (2 ml)
Ciboulette	½ c. à thé (2 ml)
Beurre	½ c. à thé (2 ml)
Poivre noir au goût	

Mélanger tous les ingrédients dans un robot culinaire ou un mélangeur. Faire cuire et servir.

Rendement par portion

Glucides:	5 g = 1 unité
Gras:	3 g = 0,5 unité
Protéines:	4 g
Calories:	52

Trempette à la crème sure

Donne 4 portions

Crème sure, 14 %	1 tasse (250 ml)
Mayonnaise faible en gras	¼ tasse (60 ml)
Jus de citron	2 c. à soupe (30 ml)
Paprika au goût	
Aneth frais	2 c. à thé (10 ml)
Oignon haché	1 c. à soupe (15 ml)
Ail haché	1 gousse

Combiner tous les ingrédients et battre au mélangeur. Bien brasser.

Rendement par portion

Glucides:	5 g = 1 unité
Gras:	13 g = 2,5 unités
Protéines:	2 g
Calories:	143

Trempette au fromage

Donne 2 portions

Fromage cottage écrémé	½ tasse (125 ml)
Fromage cheddar fort, râpé	¼ tasse (60 ml)
Aneth frais au goût	

Mélanger tous les ingrédients et battre au mélangeur. Couvrir et refroidir. Servir avec des légumes frais.

Rendement par portion	
Glucides:	2 g = 0,5 unité
Gras:	10 g = 2 unités
Protéines:	15 g
Calories:	165

Salade aux œufs

Donne 1 portion

Œuf dur	1
Fromage cottage écrémé	3 c. à soupe (45 ml)
Yogourt nature, 2 %	1 c. à soupe (15 ml)
Échalote finement hachée	1 ½ c. à thé (7 ml)
Sel et poivre au goût	
Sauce Worcestershire	4 à 5 gouttes
Laitue en feuilles	1
Persil en garniture	

Couper l'œuf en deux; garder une moitié de jaune d'œuf pour la garniture. Couper l'œuf en petits morceaux. Ajouter le reste des ingrédients et bien mélanger. Servir sur un lit de laitue. Placer la moitié du jaune d'œuf au milieu de la salade. Garnir de persil.

Rendement par portion	
Glucides:	4 g = 1 unité
Gras:	6 g = 1 unité
Protéines:	13 g
Calories:	121

Salade aux œufs et aux légumes

Donne 2 portions

Chou-fleur	1
Concombre haché	¼ tasse (60 ml)
Céleri frais	¼ tasse (60 ml)
Œufs durs émiettés	2
Oignon émincé au goût	
Paprika	¼ c. à thé (1 ml)
Poivron rouge haché	2 c. à soupe (30 ml)
Sel et poivre au goût	
Mayonnaise faible en gras	2 c. à soupe (30 ml)

Cuire le chou-fleur à la vapeur. Mélanger tous les autres ingrédients et ajouter le chou-fleur. Bien mélanger, saupoudrer de paprika et garnir de persil.

Note: cette salade ressemble à une salade de pommes de terre.

Rendement par portion	
Glucides:	8 g = 2 unités
Gras:	10 g = 2 unités
Protéines:	8 g
Calories:	150

❖

Salade chaude de saumon et de chou

Donne 2 portions

Saumon en conserve	6 oz (180 g)
Huile végétale	2 c. à thé (10 ml)
Chou tranché mince	2 tasses (500 ml)
Carotte râpée	$\frac{1}{3}$ tasse (80 ml)
Vinaigre	1 c. à soupe (15 ml)
Édulcorant hypocalorique	$\frac{1}{2}$ c. à thé (2 ml)
Graines de céleri	$\frac{1}{4}$ c. à thé (1 ml)
Sel	1 pincée
Persil haché	1 c. à soupe (15 ml)
Yogourt nature, 2 %	2 c. à soupe (30 ml)
Vinaigrette légère	1 c. à soupe (15 ml)

Égoutter le saumon et le défaire en morceaux. En brassant fréquemment, faire revenir dans une casserole le chou et les carottes dans l'huile, pendant environ 5 minutes ou jusqu'à ce que les légumes soient croustillants. Arroser de vinaigre et saupoudrer d'édulcorant, de graines de céleri et de sel. Ajouter le saumon et mêler légèrement. Réchauffer lentement pendant 3 à 5 minutes. Retirer du feu. Incorporer le persil, le yogourt et la vinaigrette légère.

Rendement par portion	
Glucides:	16 g = 4 unités
Gras:	11 g = 2 unités
Protéines:	22 g
Calories:	245

❖

Salade d'asperges

Donne 4 portions

Asperges	24 pointes
Eau bouillante	8 tasses (2 litres)
Oignon émincé	1 c. à thé (5 ml)
Moutarde préparée	¼ c. à thé (1 ml)
Huile d'olive	1 c. à soupe (15 ml)
Vinaigre blanc	2 c. à soupe (30 ml)
Poivre noir au goût	

Cuire les asperges dans l'eau. Égoutter et refroidir. Combiner l'oignon, le poivre, la moutarde préparée, l'huile et le vinaigre. Mettre au réfrigérateur. Verser la vinaigrette avant de servir.

Rendement par portion

Glucides:	3 g = 1 unité
Gras:	4 g = 1 unité
Protéines:	2 g
Calories:	51

❖

Salade de concombre

Donne 4 portions

Concombres tranchés	4
Radis hachés	4
Champignons frais tranchés	4
Chou-fleur coupé	1 tasse (250 ml)
Oignons verts hachés	2
Mayonnaise légère	1 c. à soupe (15 ml)
Moutarde de Dijon	1 c. à thé (5 ml)

Mélanger le tout, couvrir et placer au réfrigérateur environ 2 à 3 heures. En servant, ajouter 1 c. à soupe (15 ml) de mayonnaise par tasse (250 ml) de légumes.

Rendement par portion

Glucides:	13 g = 2,5 unités
Gras:	1 g
Protéines:	4 g
Calories:	74

Salade de courgettes

Donne 2 portions

Courgettes râpées	2 tasses (500 ml)
Raisins secs	4 c. à soupe (60 ml)
Mayonnaise légère	2 c. à soupe (30 ml)
Eau	2 c. à thé (10 ml)
Édulcorant hypocalorique	quelques gouttes
Graines de céleri	1 pincée

Dans un bol, mélanger les courgettes et les raisins. Dans un autre récipient, diluer la mayonnaise avec l'eau et brasser. Ajouter quelques gouttes d'édulcorant hypocalorique et les graines de céleri. Ajouter la vinaigrette aux légumes et mélanger.

Rendement par portion	
Glucides:	25 g = 6 unités
Gras:	5 g = 1 unité
Protéines:	4 g
Calories:	146

❖

Salade de crabe

Donne 3 portions

Crabe en conserve	1 tasse (250 ml)
Céleri haché	⅓ tasse (80 ml)
Œufs durs, hachés	3
Oignon haché	2 c. à soupe (30 ml)
Sel et poivre au goût	
Mayonnaise légère	¼ tasse (60 ml)
Jus de citron	1 c. à thé (5 ml)

Préchauffer le four à 400 °F (205 °C). Mélanger le tout et placer dans un plat vaporisé d'un enduit antiadhésif genre Pam. Cuire sans couvercle pendant 10 minutes.

Rendement par portion	
Glucides:	4 g = 1 unité
Gras:	9 g = 2 unités
Protéines:	16 g
Calories:	160

Salade de crabe aux pommes

Donne 2 portions

Chair de crabe en conserve	6 oz (180 g)
Pomme non pelée, en cubes	1
Poivron vert	½
Mayonnaise légère	1 c. à thé (5 ml)
Yogourt nature, 2 %	1 c. à thé (5 ml)
Jus de citron	1 c. à thé (5 ml)
Cari en poudre	1 ½ c. à thé (7 ml)
Laitue	2 feuilles
Citron tranché	1 tranche
Persil au goût	

Dans un bol, mélanger la chair de crabe, la pomme et le poivron vert. Dans un autre récipient, mélanger la mayonnaise, le yogourt, le jus de citron et la poudre de cari, et ajouter au mélange de crabe. Réfrigérer jusqu'au moment de servir. Placer sur un lit de laitue; garnir de persil et d'une demi-tranche de citron.

Rendement par portion	
Glucides:	13 g = 3 unités
Gras:	2 g = 0,5 unité
Protéines:	18 g
Calories:	144

❖

Salade de crevettes

Donne 4 portions

Poivrons verts	4
Céleri haché	1 tasse (250 ml)
Crevettes cuites	1 lb (454 g)
Mayonnaise légère	1 tasse (250 ml)
Oignon émincé	2 c. à soupe (30 ml)
Vinaigre de riz	2 c. à soupe (30 ml)
Sel et poivre au goût	

Couper les poivrons en deux (en forme de coquille) et enlever les graines. Égoutter les crevettes et les mélanger aux autres ingrédients. Placer le mélange dans les poivrons.

Rendement par portion

Glucides:	10 g = 2,5 unités
Gras:	11 g = 2 unités
Protéines:	25 g
Calories:	245

❖

Salade de dinde ou de poulet

Donne 2 portions

Poulet ou dinde, en cubes	1 tasse (250 ml)
Céleri haché	¾ tasse (180 ml)
Poivron vert en morceaux	¾ tasse (180 ml)
Oignon haché	3 c. à soupe (45 ml)
Mayonnaise faible en gras	¼ tasse (60 ml)
Épinards en feuilles	1 tasse (250 ml)
Citron	quelques gouttes

Dans une poêle, mélanger le poulet, le céleri, le poivron, l'oignon et la mayonnaise. Refroidir. Servir sur des feuilles d'épinards. Garnir avec des quartiers de citron.

Rendement par portion

Glucides:	8 g = 2 unités
Gras:	22 g = 4,5 unités
Protéines:	22 g
Calories:	321

Salade d'épinards

Donne 2 portions

Épinards frais	2 tasses (500 ml)
Jus de citron	1 c. à thé (5 ml)
Sauce Worcestershire	¼ c. à thé (1 ml)
Bouillon de poulet sans gras	3 c. à soupe (45 ml)
Édulcorant hypocalorique	1 c. à thé (5 ml)
Huile végétale	1 c. à soupe (15 ml)

Laver et égoutter les épinards. Combiner les autres ingrédients dans une poêle. Chauffer et verser sur les épinards. Servir immédiatement.

Rendement par portion	
Glucides:	1 g
Gras:	7 g = 1,5 unité
Protéines:	traces
Calories:	62

❖

Salade d'épinards à la mode César

Donne 8 portions

Ail	1 gousse coupée en deux
Huile d'olive	½ tasse (125 ml)
Sel	1 c. à thé (5 ml)
Poivre noir au goût	
Épinards	1 paquet de 10 oz (300 g)
Œuf	1
Jus de citron	1 c. à thé (5 ml)
Moutarde de Dijon	1 c. à thé (5 ml)

Frotter l'intérieur d'un bol à salade avec les morceaux d'ail. Ajouter l'huile, le sel, la moutarde, le poivre, puis brasser. Déchiqueter les épinards en petits morceaux. Faire mijoter l'œuf dans l'eau bouillante pendant 30 secondes, puis rafraîchir immédiatement à l'eau froide. Briser l'œuf dans le bol, ajouter le jus de citron et bien mélanger.

Rendement par portion	
Glucides:	2 g = 0,5 unité
Gras:	14 g = 3 unités
Protéines:	traces
Calories:	131

Salade d'épinards à l'aneth

Donne 6 portions

Épinards	½ lb (225 g)
Édulcorant hypocalorique	½ c. à thé (2 ml)
Vinaigre de riz	¼ tasse (60 ml)
Eau	2 c. à soupe (30 ml)
Huile d'olive	2 c. à soupe (30 ml)
Aneth	½ c. à thé (2 ml)
Moutarde sèche	½ c. à thé (2 ml)
Sel et poivre au goût	

Laver les épinards et enlever les tiges. Passer les feuilles à l'étuveuse. Couper les feuilles en morceaux. Dans une casserole, chauffer l'édulcorant hypocalorique, le vinaigre, l'eau, l'huile, le sel, l'aneth, la moutarde et le poivre. Verser sur les épinards et servir.

Rendement par portion

Glucides:	2 g = 0,5 unité
Gras:	5 g = 1 unité
Protéines:	traces
Calories:	47

❖

Salade de fèves germées

Donne 4 portions

Champignons frais tranchés	1 tasse (250 ml)
Fèves germées	2 tasses (500 ml)
Sel et poivre noir au goût	
Huile de tournesol	1 c. à soupe (15 ml)
Vinaigre blanc	2 c. à soupe (30 ml)
Ail haché	1 gousse

Mariner tous les ingrédients, sauf les haricots mungo, de 2 à 4 heures. Ensuite, ajouter les haricots et servir sur des feuilles de laitue.

Rendement par portion

Glucides:	5 g = 1 unité
Gras:	4 g = 1 unité
Protéines:	2 g
Calories:	80

Salade de fèves germées et d'épinards

Donne de 4 à 6 portions

Œuf dur, en quartiers	1
Épinards	4-6 tasses (1-1,5 litre)
Fèves germées	3 tasses (750 ml)
Vinaigre de riz	1 c. à soupe (15 ml)
Chili en poudre	2 c. à thé (10 ml)
Huile de tournesol	2 c. à soupe (30 ml)
Sel et poivre au goût	

Combiner les épinards et les haricots dans un bol. Dans un autre récipient, mélanger l'huile, le vinaigre, la poudre de chili, le sel et le poivre. Verser sur les légumes. Garnir de quartiers d'œuf.

Rendement par portion	
Glucides:	80 g = 20 unités
Gras:	12 g = 2,5 unités
Protéines:	238 g
Calories:	572

❖

Salade de poulet

Donne 6 portions

Jus de citron	3 c. à soupe (45 ml)
Poulet cuit, en dés	4 tasses (1 litre)
Céleri haché	1 tasse (250 ml)
Oignon émincé	⅓ tasse (80 ml)
Sel et poivre au goût	
Mayonnaise faible en gras	⅓ tasse (80 ml)
Poivron rouge	quelques rondelles

Dans un bol, verser le jus de citron sur le poulet. Ajouter les autres ingrédients et mélanger. Servir sur de la laitue et garnir de rondelles de poivron rouge.

Rendement par portion	
Glucides:	5 g = 1 unité
Gras:	12 g = 2,5 unités
Protéines:	10 g
Calories:	161

Salade de poulet et de courgette

Donne 1 portion

Poulet cuit, en cubes	4 oz (120 g)
Courgette émincée	½ tasse (125 ml)
Mayonnaise faible en gras	1 c. à soupe (15 ml)
Oignon émincé	1 c. à soupe (15 ml)
Tomate en quartiers	1
Laitue	quelques feuilles

Combiner le poulet, le courgette, la mayonnaise et l'oignon. Placer sur la laitue. Décorer de quartiers de tomate.

Rendement par portion

Glucides:	11 g = 3 unités
Gras:	19 g = 5 unités
Protéines:	27 g
Calories:	322

Salade de poulet et d'œuf

Donne 1 portion

Poulet cuit, haché	4 oz (120 g)
Œuf dur émietté	1
Mayonnaise légère	1 c. à soupe (15 ml)
Sel et poivre au goût	

Mélanger tous les ingrédients et servir sur des feuilles de laitue.

Rendement par portion

Glucides:	2 g = 0,5 unité
Gras:	21 g = 4 unités
Protéines:	29 g
Calories:	308

Salade estivale

Donne 4 portions

Poivron rouge tranché mince	1
Poivron vert tranché mince	1
Échalotes hachées	2
Tomates en quartiers	2
Concombres tranchés minces	2
Jus de citron	1 c. à soupe (15 ml)
Poudre d'ail	¼ c. à thé (1 ml)
Édulcorant hypocalorique	½ c. à thé (2 ml)
Poivre noir	¼ c. à thé (1 ml)
Huile végétale	2 c. à soupe (30 ml)

Combiner les cinq premiers ingrédients. Bien mélanger les autres ingrédients dans un bol et les verser sur les légumes. Mariner de 2 à 3 heures. Servir.

Rendement par portion

Glucides:	8 g	= 2 unités
Gras:	8 g	= 2 unités
Protéines:	1 g	
Calories:	101	

❖

Salade hawaïenne

Donne 4 portions

Ananas en dés	2 tasses (500 ml)
Jus de citron	2 c. à soupe (30 ml)
Raisins frais ou fraises fraîches	1 lb (454 g)
Édulcorant hypocalorique au goût	
Laitue	3-4 feuilles
Cresson	1 paquet

Placer l'ananas dans un bol, saupoudrer de l'édulcorant hypocalorique au besoin et ajouter le jus de citron. Placer la laitue dans les assiettes à salade, y mettre les ananas. Placer les fruits sur les ananas. Garnir de cresson. Garder le jus des fruits et utiliser comme vinaigrette.

Rendement par portion

Glucides:	35 g	= 9 unités
Gras:	1 g	= 1 unité
Protéines:	1 g	
Calories:	136	

Salade perfection

Donne 4 portions

Gélatine sans saveur	2 sachets
Édulcorant hypocalorique	1 sachet
Sel	¼ c. à thé (1 ml)
Eau bouillante	1 ½ tasse (375 ml)
Eau froide	1 ½ tasse (375 ml)
Vinaigre blanc	½ tasse (125 ml)
Jus de citron	2 c. à soupe (30 ml)
Luzerne	2 tasses (500 ml)
Céleri haché	1 tasse (250 ml)
Radis haché	¼ tasse (60 ml)
Poivron rouge haché	¼ tasse (60 ml)
Concombre pelé, tranché	½ tasse (125 ml)

Mélanger la gélatine, le succédané de sucre et le sel. Ajouter l'eau bouillante et brasser. Ajouter l'eau froide, le vinaigre et le jus de citron. Refroidir jusqu'à ce que ce soit partiellement ferme. Ajouter le reste des ingrédients et verser dans un moule de 8 po x 8 po x 2 po (20 cm x 20 cm x 5 cm). Refroidir.

Rendement par portion	
Glucides:	6 g = 1,5 unité
Gras:	traces
Protéines:	5 g
Calories:	43

❖

Salade printanière

Donne 4 portions

Gélatine sans saveur	1 sachet
Eau chaude	1 ¾ tasse (430 ml)
Jus de citron	1 c. à soupe (15 ml)
Vinaigre blanc	1 c. à soupe (15 ml)
Sel	¼ c. à thé (1 ml)
Concombre en dés	1 tasse (250 ml)
Céleri haché	1 tasse (250 ml)
Oignon rouge haché	⅓ tasse (80 ml)
Radis	½ tasse (125 ml)

Dissoudre la gélatine dans l'eau chaude. Ajouter le jus de citron, le vinaigre et le sel. Refroidir un peu. Ajouter les ingrédients qui restent. Placer au réfrigérateur jusqu'à ce que la gélatine soit prise. Servir sur des feuilles d'épinards et garnir d'un peu de mayonnaise.

Rendement par portion	
Glucides:	7 g = 2 unités
Gras:	1 g
Protéines:	11 g
Calories:	80

❖

Cannelloni au bœuf

Donne 2 portions

Céleri haché	⅓ tasse (80 ml)
Ail haché	1 gousse
Champignons frais hachés	⅓ tasse (80 ml)
Bœuf haché maigre, cuit	1 tasse (250 ml)
Fromage parmesan râpé	1 c. à soupe (15 ml)
Cannelloni cuits	4
Fromage mozzarella écrémé, râpé	¼ tasse (60 ml)
Persil frais râpé	1 c. à soupe (15 ml)

SAUCE

Lait, 2 %	1 tasse (250 ml)
Muscade	1 pincée
Fécule de maïs	2 c. à thé (10 ml)
Eau froide	1 c. à soupe (15 ml)
Persil frais haché	1 c. à thé (5 ml)

Faire revenir le céleri, l'ail et les champignons à feu moyen. Mettre de côté.

SAUCE:

Mélanger le lait, les épices et chauffer à feu doux pendant 5 minutes. Ajouter la fécule de maïs diluée dans l'eau et brasser jusqu'à épaississement. Prendre une partie de sauce et y ajouter les légumes, le bœuf cuit et le fromage parmesan. Bien mélanger. Farcir les cannellonis de la préparation de viande. Déposer dans un plat allant au four vaporisé d'un enduit antiadhésif genre Pam. Napper avec le reste de la sauce. Garnir de fromage mozzarella. Couvrir et cuire au four à 350 °F (180 °C) pendant 10 minutes.

Découvrir et griller environ 2 minutes.

Rendement par portion	
Glucides:	35 g = 9 unités
Gras:	30 g = 6 unités
Protéines:	57 g
Calories:	644

Gratin de macaroni au bœuf

Donne 2 portions

Bœuf haché	8 oz (240 g)
Oignon haché	½ tasse (125 ml)
Ail haché	
Champignons frais tranchés	1 tasse (250 ml)
Persil haché	1 c. à soupe (15 ml)
Tomates écrasées	2 tasses (500 ml)
Basilic	¼ c. à thé (1 ml)
Sel	¼ c. à thé (1 ml)
Poivre noir	¼ c. à thé (1 ml)
Origan	¼ c. à thé (1 ml)
Fromage mozzarella écrémé, râpé	1 oz (30 g)
Macaronis cuits	1 tasse (250 ml)

Faire cuire les pâtes. Pendant ce temps, dans une poêle antiadhésive, faire cuire la viande en l'émiettant bien. Mettre de côté. Dans la même poêle, faire revenir l'oignon et l'ail. Ajouter les champignons, les tomates et les assaisonnements et remettre le bœuf. Faire revenir le tout pendant 15 minutes en remuant de temps à autre. Mélanger la viande et les pâtes cuites, et placer dans un plat allant au four. Recouvrir de fromage et réchauffer au four pendant 20 à 25 minutes. Faire griller ensuite pendant 2 minutes jusqu'à ce que le fromage devienne doré.

Rendement par portion	
Glucides:	67 g = 17 unités
Gras:	23 g = 5 unités
Protéines:	39 g
Calories:	619

Manicotti au saumon en sauce

Donne 2 portions

Saumon en conserve	4 oz (120 g)
Crème de céleri réduite en matières grasses	$\frac{1}{4}$ tasse (60 ml)
Yogourt nature, 2 %	2 c. à soupe (30 ml)
Persil haché	1 c. à soupe (15 ml)
Manicottis cuits	2
Ail écrasé	1
Échalote hachée	1 c. à soupe (15 ml)
Basilic	$\frac{1}{4}$ c. à thé (1 ml)
Sel et poivre noir au goût	
Épinards cuits, hachés	$\frac{1}{4}$ tasse (60 ml)
Fromage cottage, 1 %	$\frac{1}{2}$ tasse (125 ml)

Défaire le saumon en morceaux et écraser les os. Mélanger délicatement le saumon, le jus de saumon, la crème de céleri, le yogourt et le persil. Dans une poêle antiadhésive, cuire l'oignon et l'ail. Ajouter les assaisonnements. Incorporer les épinards, le fromage et réchauffer. Farcir chaque manicotti du mélange et disposer dans un plat allant au four. Napper de sauce au saumon. Couvrir et cuire à 350 °F (180 °C) pendant 15 minutes.

Rendement par portion	
Glucides:	20 g = 5 unités
Gras:	5 g = 1 unité
Protéines:	24 g
Calories:	230

Spaghetti minceur

Donne 2 portions

Bœuf haché maigre	7 oz (210 g)
Fèves germées rincées	2 tasses (500 ml)
Jus de tomate	½ tasse (125 ml)
Tomates tranchées	2 petites
Poivron vert haché	¼ tasse (60 ml)
Échalote hachée	2 c. à soupe (30 ml)
Poudre d'oignon	½ c. à thé (2 ml)
Poivre au goût	
Basilic frais	3 feuilles
Origan	¼ c. à thé (1 ml)
Sel	½ c. à thé (2 ml)

Mélanger la viande, la poudre d'oignon et le poivre. Modeler la viande en 6 boulettes. Placer sur la grille de la lèchefrite et cuire environ 15 minutes à 350 °F (180 °C). Faire cuire les fèves germées dans une casserole à feu modéré pendant environ 15 minutes. Combiner le reste des ingrédients pour faire la sauce. Cuire à feu moyen jusqu'à ce que le poivron vert soit tendre, soit environ 15 minutes. À ce moment, ajouter les boulettes de viande et continuer la cuisson 5 minutes. Servir sur les fèves germées.

Rendement par portion	
Glucides:	17 g = 4 unités
Gras:	14 g = 3 unités
Protéines:	23 g
Calories:	278

❖

Boucles au fromage

Donne 2 portions

Boucles (pâtes) cuites	1 ½ tasse (375 ml)
Carottes cuites, en dés	½ tasse (125 ml)
Fromage cottage	1 tasse (250 ml)
Lait, 2 %	2 c. à soupe (30 ml)
Sel au goût	

GARNITURE

Échalote hachée	1 c. à soupe (15 ml)
Ail haché	1 gousse
Basilic	3 feuilles
Persil frais haché	1 c. à thé (5 ml)
Chapelure de pain	1 c. à thé (5 ml)
Fromage parmesan râpé	1 c. à soupe (15 ml)

Déposer les boucles et les carottes dans un plat graissé allant au four. Mélanger le fromage cottage, le lait et le sel; fouetter au batteur électrique. Étendre sur les boucles, couvrir et cuire au four à 350 °F (180 °C) pendant 10 minutes environ.

GARNITURE:

Mélanger les échalotes, l'ail, le basilic, le persil, la chapelure et le fromage râpé. Étendre ce mélange sur la préparation de boucles. Griller environ 2 minutes.

Rendement par portion	
Glucides:	60 g = 15 unités
Gras:	5 g = 1 unité
Protéines:	27 g
Calories:	400

❖

Œufs brouillés à l'échalote

Donne 1 portion

Œufs moyens	2
Lait écrémé	2 c. à soupe (30 ml)
Échalotes hachées	2 c. à soupe (30 ml)
Sel, poivre noir et persil haché au goût	

Battre les œufs avec une fourchette, ajouter le lait, les écha-lotes, le sel et le poivre; bien mélanger. Verser dans une poêle à cuisson sans gras et faire cuire à feu modéré. À l'aide d'une spatule de bois, bien racler le fond de la poêle à mesure que les œufs cuisent. Retirer du feu alors que les œufs sont encore mollets. Dresser sur un plat de service et garnir de persil haché avant de servir.

Rendement par portion

Glucides:	3 g = 1 unité	
Gras:	11 g = 2 unités	
Protéines:	13 g	
Calories:	164	

❖

Œufs brouillés aux légumes

Donne 1 portion

Œufs	2
Oignon haché	2 c. à thé (10 ml)
Sel	¼ c. à thé (1 ml)
Eau	2 c. à soupe (30 ml)
Courgette en dés	½ tasse (125 ml)
Poivron vert en dés	½ tasse (125 ml)

Battre les œufs avec une fourchette, ajouter l'eau et le sel; bien mélanger. Faire chauffer une poêle à cuisson sans gras et faire cuire l'oignon, la courgette et le poivron vert à feu modéré. Ajouter les œufs. À l'aide d'une spatule de bois, bien racler le fond de la poêle à mesure que les œufs cuisent. Retirer du feu alors que les œufs sont encore mollets.

Rendement par portion

Glucides:	13 g = 3 unités	
Gras:	10 g = 2 unités	
Protéines:	15 g	
Calories:	201	

Œuf poché à la florentine

Donne 1 portion

Œuf	1
Épinards	1 tasse (250 ml)
Yogourt nature	1 c. à soupe (15 ml)
Fromage écrémé, râpé	1 c. à soupe (15 ml)
Eau	3 tasses (750 ml)
Vinaigre (facultatif)	½ c. à thé (2 ml)

Chauffer l'eau et le vinaigre dans un plat allant au micro-ondes pendant 2 minutes à température élevée. Casser l'œuf dans le liquide et remettre au four, à couvert, pendant 1½ minute. Laver les épinards et couper les queues. Cuire au micro-ondes pendant 2 minutes à température élevée. Égoutter et hacher les épinards. Garnir un petit bol des épinards et y déposer l'œuf. Napper de yogourt nature et saupoudrer de fromage. Remettre au micro-ondes à température élevée pendant 20 à 30 secondes.

Rendement par portion	
Glucides:	3 g = 1 unité
Gras:	8 g = 1,5 unité
Protéines:	12 g
Calories:	133

❖

Œufs pochés aux tomates
Donne 1 portion

Œufs	2
Oignon haché	¼ tasse (60 ml)
Ail écrasé	1 gousse
Sel	1 pincée
Tomates en conserve	1 tasse (250 ml)
Origan	¼ c. à thé (1 ml)
Poivre noir	1 pincée
Riz brun à longs grains, cuit	½ tasse (125 ml)

Dans une poêle antiadhésive, faire revenir l'oignon. Ajouter l'ail et faire revenir pendant 30 secondes. Mélanger les tomates et l'assaisonnement. Laisser mijoter à feu doux jusqu'à ce que la préparation commence à épaissir. Creuser la préparation à deux endroits. Casser 2 œufs dans un bol sans crever le jaune; faire glisser délicatement 1 œuf dans chaque trou. Couvrir la poêle, laisser prendre à feu doux pendant 3 à 4 minutes et faire glisser le tout sur un lit de riz chaud.

Rendement par portion	
Glucides:	41 g = 8 unités
Gras:	12 g = 2,5 unités
Protéines:	18 g
Calories:	339

Omelette à la courgette et au jambon

Donne 2 portions

Œufs	2
Eau	2 c. à soupe (30 ml)
Oignon haché	¼ tasse (60 ml)
Courgette tranchée mince	½ tasse (125 ml)
Jambon cuit, haché	1 oz (30 g)
Fromage mozzarella râpé	1 oz (30 g)
Sel et poivre noir	

Dans un bol, battre les œufs avec l'eau. Assaisonner et mettre de côté. Dans une poêle antiadhésive allant au four, faire revenir l'oignon. Ajouter la courgette et faire revenir pendant 5 minutes ou jusqu'à tendreté. Ajouter la viande et faire cuire à feu moyen pendant 2 minutes, en remuant. Verser les œufs battus sur le mélange et remuer rapidement le tout. Parsemer de fromage et faire cuire légèrement. Placer la poêle sous le gril (*broil*) et laisser cuire jusqu'à ce que l'omelette commence à gonfler et à dorer. Servir immédiatement.

Rendement par portion	
Glucides:	5 g = 1 unité
Gras:	9 g = 2 unités
Protéines:	14 g
Calories:	162

❖

Omelette à l'espagnole

Donne 1 portion

Œufs battus	2
Céleri en dés	¼ tasse (60 ml)
Poivron vert en cubes	½ tasse (125 ml)
Oignon en dés	1 c. à soupe (15 ml)
Tomate en quartiers	4 quartiers
Origan	½ c. à thé (2 ml)
Sel et poivre noir au goût	
Persil	1 bouquet

Au micro-ondes, cuire à couvert les légumes, sauf les quartiers de tomate, pendant 1 ½ minute à température élevée. Dans un bol, mélanger les œufs, le poivre, l'origan et le sel. Placer le mélange au four pendant 40 secondes à température élevée. Déposer les légumes sur l'omelette et la plier. Cuire 50 secondes à température élevée. Décorer d'un bouquet de persil et servir.

Rendement par portion	
Glucides:	16 g = 4 unités
Gras:	11 g = 2 unités
Protéines:	15 g
Calories:	217

❖

Omelette au basilic

Donne 1 portion

Œufs moyens	2
Eau	2 c. à soupe (30 ml)
Basilic frais	¼ c. à thé (1 ml)
Persil haché	¼ c. à thé (1 ml)
Sel	1 pincée
Poivre noir au goût	

Placer dans un bol tous les ingrédients et battre légèrement. Verser le mélange dans une poêle à cuisson sans gras et cuire lentement sur feu doux. À l'aide d'une spatule, soulever l'omelette de façon à permettre au mélange liquide de s'infiltrer dans le fond de la poêle. Laisser légèrement dorer le fond de l'omelette. Faire glisser l'omelette vers l'extérieur de la poêle et replier sur elle-même. Servir.

Rendement par portion	
Glucides:	2 g = 0,5 unité
Gras:	10 g = 2 unités
Protéines:	13 g
Calories:	149

❖

Omelette au fromage et aux champignons
Donne 1 portion

Œufs	2
Eau	1 c. à thé (5 ml)
Fromage mozzarella partiellement écrémé, râpé	1 oz (30 g)
Champignons frais tranchés	2 c. à soupe (30 ml)
Sel, poivre noir et persil	
Oignon haché	1 c. à soupe (15 ml)

Placer dans un bol tous les ingrédients et battre légèrement. Verser le mélange dans une poêle à cuisson sans gras et cuire lentement sur feu doux. À l'aide d'une spatule, soulever l'omelette de façon à permettre au mélange liquide de s'infiltrer dans le fond de la poêle. Laisser légèrement dorer le fond de l'omelette. Faire glisser l'omelette vers l'extérieur de la poêle et la replier sur elle-même. Servir.

Rendement par portion	
Glucides:	1 g = 1 unité
Gras:	11 g = 2 unités
Protéines:	15 g
Calories:	175

❖

Omelette aux champignons et aux asperges

Donne 1 portion

Œufs	2
Eau	2 c. à soupe (30 ml)
Échalote finement hachée	1 c. à thé (5 ml)
Champignons frais tranchés	2 c. à soupe (30 ml)
Asperges, tiges coupées	2 c. à soupe (30 ml)
Estragon	1 pincée
Sel, poivre noir et persil au goût	

Placer tous les ingrédients dans un bol et battre légèrement. Verser le mélange dans une poêle à cuisson sans gras (modérément chaude) et cuire lentement sur feu doux. À l'aide d'une spatule, soulever l'omelette de façon à permettre au mélange liquide de s'infiltrer dans le fond de la poêle. Laisser légèrement dorer le fond de l'omelette. Faire glisser l'omelette vers l'extérieur de la poêle et la replier sur elle-même. Servir.

Rendement par portion	
Glucides	3 g = 1 unité
Gras:	10 g = 2 unités
Protéines:	14 g
Calories:	163

❖

Omelette aux courgettes

Donne 1 portion

Œufs	2
Sauce tomate	1 c. à soupe (15 ml)
Courgette	½ tasse (125 ml)
Ail haché	½ gousse
Persil haché	1 c. à thé (5 ml)
	+ 1 bouquet

Sel et poivre noir au goût

Peler la courgette et la couper en dés. Déposer les dés dans un plat allant au micro-ondes et ajouter la sauce tomate et l'ail. Couvrir et cuire pendant 1 minute à température élevée. Battre les œufs, saler et poivrer. Verser les œufs sur les dés de courgette et ajouter le persil haché. Remettre au micro-ondes et cuire sans couvrir pendant 2 minutes. Décorer d'un bouquet de persil et servir.

Rendement par portion

Glucides:	7 g = 2 unités
Gras:	10 g = 2 unités
Protéines:	14 g
Calories:	174

❖

Omelette aux fines herbes

Donne 1 portion

Œufs	2
Ciboulette	½ c. à thé (2 ml)
Fines herbes	½ c. à thé (2 ml)

Sel et poivre noir et persil au goût

Dans un bol, battre les œufs en y incorporant la ciboulette et les fines herbes. Saler très peu et poivrer. Verser dans un plat allant au micro-ondes et mettre au four, sans couvrir, pendant 1½ minute à température élevée. Décorer de persil et servir.

Rendement par portion

Glucides:	1 g
Gras:	10 g = 2 unités
Protéines:	13 g
Calories:	150

Omelette aux herbes

Donne 1 portion

Œufs, blancs et jaunes séparés	2
Eau	2 c. à soupe (30 ml)
Persil	½ c. à thé (2 ml)
Ciboulette	½ c. à thé (2 ml)
Marjolaine	1 pincée
Estragon	1 pincée
Thym	1 pincée
Sel et poivre noir au goût	
Fromage mozzarella écrémé, râpé	2 oz (60 g)

Battre les blancs d'œufs en neige. Battre les jaunes avec l'eau, les herbes et les épices. Plier les jaunes dans les blancs. Cuire dans une sauteuse vaporisée d'un enduit antiadhésif genre Pam. Garnir de fromage et griller au four pendant 2 minutes.

Rendement par portion	
Glucides:	2 g = 0,5 unité
Gras:	29 g = 6 unités
Protéines:	26 g
Calories:	375

❖

Omelette espagnole

Donne 1 portion

Œufs battus	2
Beurre	2 c. à thé (10 ml)
Champignons frais tranchés	¼ tasse (60 ml)
Tomate en dés	½
Poivron vert en dés	¼ tasse (60 ml)
Fromage mozzarella mi-écrémé, râpé	2 oz (60 g)

Faire fondre le beurre dans une poêle et y verser les œufs. Brouiller avec une fourchette. Ajouter les champignons, les dés de tomate et de poivron. Laisser mijoter pendant 5 minutes, puis brasser. Couvrir du fromage et cuire jusqu'à ce que celui-ci fonde.

Rendement par portion	
Glucides:	9 g = 2 unités
Gras:	28 g = 5,5 unités
Protéines:	28 g
Calories:	395

Omelette printanière

Donne 1 portion

Œufs	2
Fromage cottage écrémé	2 c. à soupe (30 ml)
Champignons frais émincés	2
Asperges	4 pointes
Estragon	¼ c. à thé (1 ml)
Sel et poivre noir	

Mélanger les œufs, le fromage, les champignons, les tiges d'asperges coupées en dés (garder les pointes d'asperges pour la décoration) et l'estragon. Saler très peu et poivrer. Déposer le mélange dans un plat allant au micro-ondes. Couvrir et mettre au four pendant 2 minutes à température élevée. Garnir de pointes d'asperges et servir.

Rendement par portion	
Glucides:	6 g = 1,5 unité
Gras:	11 g = 2 unités
Protéines:	18 g
Calories:	191

❖

Quiche à la dinde

Donne 6 portions

Œufs battus	10
Poivrons verts hachés	2
Persil	2 c. à thé (10 ml)
Origan	1 c. à thé (5 ml)
Sel et poivre au goût	
Dinde ou poulet cuit, en dés	2 tasses (500 ml)
Oignon haché	2 c. à soupe (30 ml)
Flocons de chili	2 c. à thé (10 ml)
Ail haché	1 gousse

Battre les œufs légèrement et ajouter les autres ingrédients. Verser dans un plat de 8 po (20 cm) vaporisé d'un enduit antiadhésif genre Pam et cuire à 350 °F (180 °C) pendant 30 minutes. Couper en 6 pointes et servir chaud ou froid.

Rendement par portion	
Glucides:	3 g = 1 unité
Gras:	13 g = 2,5 unités
Protéines:	21 g
Calories:	222

❖

Quiche au brocoli et au fromage

Donne 3 portions

Œufs	4
Eau	½ tasse (125 ml)
Bouillon de poulet sans gras	1 sachet
Brocoli cuit	2 tasses (500 ml)
Fromage cheddar doux	8 oz (240 g)
Ciboulette hachée	2 c. à thé (10 ml)
Sel	1 c. à thé (5 ml)
Poivre noir	1 c. à thé (5 ml)

Battre les œufs. Dissoudre le bouillon de poulet dans l'eau. Ajouter ceci aux œufs. Placer le brocoli dans un plat allant au four (par exemple, un petit moule à quiche), vaporisé d'un enduit antiadhésif genre Pam. Couvrir le brocoli du fromage et du mélange d'œufs. Assaisonner au goût. Cuire à 350 °F (180 °C) jusqu'à ce que la quiche soit dorée.

Rendement par portion	
Glucides:	12 g = 3 unités
Gras:	32 g = 6,5 unités
Protéines:	33 g
Calories:	457

❖

Quiche aux asperges

Donne 2 portions

Beurre	1 c. à thé (5 ml)
Échalotes hachées	¼ tasse (60 ml)
Asperges cuites	1 tasse (250 ml)
Lait écrémé	½ tasse (125 ml)
Œufs battus	2
Fromage gruyère râpé	2 oz (60 g)
Poivre noir	¼ c. à thé (1 ml)
Sel	1 pincée
Poivre de Cayenne	1 pincée

Préchauffer le four à 375 °F (190 °C). Dans une petite poêle, faire mousser la moitié du beurre; ajouter les échalotes et bien faire revenir. Dans un bol, mélanger les échalotes avec les asperges, le lait, les œufs, la moitié du fromage et l'assaisonnement. Graisser un moule à quiche avec le beurre qui reste et y verser le mélange. Saupoudrer avec le fromage qui reste et faire cuire 35 minutes, jusqu'à ce que la lame d'un couteau enfoncée au centre en ressorte sèche.

Rendement par portion		
Glucides:	10 g	= 2,5 unités
Gras:	18 g	= 3,5 unités
Protéines:	20 g	
Calories:	274	

❖

Quiche aux légumes, version four traditionnel

Donne 3 portions

Mélange de brocoli, de chou-fleur, de courge	3 tasses (750 ml)
Oignon émincé	¼ tasse (60 ml)
Ail émincé	3 gousses
Œufs	6
Eau	3 c. à thé (15 ml)
Fromage râpé	6 oz (180 g)
Thym	1 c. à thé (5 ml)
Basilic	1 c. à thé (5 ml)
Poudre d'ail	2 c. à thé (10 ml)

Dans une poêle antiadhésive, faire revenir l'ail, l'oignon, puis les légumes. Dans un bol, mélanger les œufs, le fromage et les assaisonnements. Ajouter les légumes. Verser dans un plat allant au four. Cuire à 350 °F (180 °C) pendant 30 minutes.

Rendement par portion	
Glucides:	20 g = 5 unités
Gras:	15 g = 3 unités
Protéines:	36 g
Calories:	339

❖

Quiche aux légumes, version micro-ondes

Donne 1 portion

Œufs	2
Fromage gruyère râpé	1 oz (30 g)
Brocoli	½ tasse (125 ml)
Chou-fleur	½ tasse (125 ml)
Champignons frais émincés	3
Oignon haché	1 c. à soupe (15 ml)
Paprika, sel et poivre noir au goût	

Cuire le chou-fleur et le brocoli pendant 2 minutes au four à micro-ondes. Dans un petit bol, mélanger les œufs, le fromage, l'oignon et le paprika. Saler très peu et poivrer. Déposer tous les légumes dans un petit plat à quiche et verser sur le mélange à base d'œufs. Cuire pendant 2 minutes à température élevée sans couvrir. Servir.

Rendement par portion	
Glucides:	16 g = 4 unités
Gras:	20 g = 5 unités
Protéines:	29 g
Calories:	335

❖

Quiche aux fruits de mer

Donne 1 portion

Crabe en conserve haché	1 oz (30 g)
Crevettes crues hachées	1 oz (30 g)
Oignon haché	1 c. à thé (5 ml)
Lait écrémé	1 c. à soupe (15 ml)
Fromage mozzarella écrémé	1 c. à soupe (15 ml)
Œuf	1
Paprika	1 pincée
Sel et poivre noir au goût	
Épinards	6 feuilles

Déposer les feuilles d'épinards dans un plat allant au micro-ondes. Cuire à température élevée pendant 1 minute. Refroidir et égoutter. Tapisser le fond d'un petit moule à quiche avec les épinards. Dans un autre plat, faire cuire le crabe et les crevettes à température élevée pendant 30 secondes. Ajouter les autres ingrédients, sauf le fromage. Déposer ce mélange dans le moule avec les épinards et saupoudrer de fromage. Cuire pendant 2 minutes à température moyenne-élevée (70 %).

Rendement par portion	
Glucides:	3 g = 1 unité
Gras:	9 g = 2 unités
Protéines:	23 g
Calories:	192

❖

Quiche traditionnelle

Donne 2 portions

Œufs battus	3
Poivron vert haché	½ tasse (125 ml)
Persil haché	½ c. à thé (2 ml)
Origan	1 pincée
Sel et poivre noir	
Poulet cuit, en dés	¾ tasse (180 ml)
Oignon haché	2 c. à thé (10 ml)
Ail émincé	1 gousse

Battre les œufs légèrement et ajouter le reste des ingrédients en remuant le tout. Verser le mélange dans un petit moule à quiche vaporisé d'un enduit antiadhésif genre Pam. Placer dans un four préchauffé à 350 °F (180 °C) pendant 15 à 20 minutes. Servir chaud.

Rendement par portion	
Glucides:	4 g = 1 unité
Gras:	12 g = 2,5 unités
Protéines:	17 g
Calories:	190

❖

Boisson au chocolat

Donne 1 portion

Eau froide	1 tasse (250 ml)
Lait au chocolat, écrémé	1 tasse (250 ml)
Fromage cottage	1 c. à soupe (15 ml)
Glaçons	3
Édulcorant hypocalorique	1 sachet

Mettre tous les ingrédients dans un bol et fouetter au malaxeur.

Rendement par portion	
Glucides:	28 g = 7 unités
Gras:	5 g = 1 unité
Protéines:	11 g
Calories:	203

Mousse aux fraises

Donne 6 portions

Gélatine sans saveur	1 sachet
Eau froide	¼ tasse (60 ml)
Eau chaude	¼ tasse (60 ml)
Fraises fraîches ou congelées	2 tasses (500 ml)
Vanille	½ c. à thé (2 ml)
Édulcorant hypocalorique	½ c. à thé (2 ml)
Sel	¼ c. à thé (1 ml)
Blancs d'œufs	2

Saupoudrer la gélatine sur l'eau froide et la faire gonfler. Ajouter l'eau bouillante et mélanger pour bien la dissoudre. Ajouter les fraises, la vanille, l'édulcorant et le sel; bien mélanger. Réfrigérer jusqu'à ce que le mélange soit partiellement transformé en gelée; fouetter le mélange jusqu'à ce qu'il soit épais et vaporeux. Battre les blancs d'œufs en neige ferme, ajouter au mélange et fouetter jusqu'à ce que le mélange devienne ferme. Verser dans 6 coupes à dessert (½ tasse par coupe). Réfrigérer. Décorer chaque coupe d'une moitié de fraise avant de servir.

Rendement par portion	
Glucides:	3 g = 1 unité
Gras:	1 g
Protéines:	2 g
Calories:	26

❖

Pomme pochée

Donne 1 portion

Pomme rouge, tranchée	1 ½ tasse (375 ml)
Jus d'orange sans sucre	¼ tasse (60 ml)
Cannelle	¼ c. à thé (1 ml)
Édulcorant hypocalorique	1 sachet

Mélanger délicatement tous les ingrédients dans une casserole. Laisser cuire 30 minutes environ, à feu doux et à couvert. Ce plat peut se servir aussi bien chaud que froid.

Rendement par portion

Glucides:	56 g = 14 unités
Gras:	1 g
Protéines:	1 g
Calories:	216

❖

Salade de fruits

Donne 3 portions

Pomme en morceaux	1
Raisins verts	½ tasse (125 ml)
Banane tranchée	½
Raisins secs	1 c. à soupe (15 ml)
Yogourt nature, 2 %	3 c. à soupe (45 ml)

Combiner tous les ingrédients et laisser refroidir.

Rendement par portion

Glucides:	21 g = 5 unités
Gras:	2 g = 0,5 unité
Protéines:	1 g
Calories:	101

Salade de fruits frais

Donne 4 portions

Pêche, en morceaux	1
Fraises fraîches, coupées en 2	½ tasse (125 ml)
Pomme, rouge ou verte, en morceaux	1
Pamplemousse en sections	½
Jus de citron	¼ c. à thé (1 ml)
Édulcorant hypocalorique	¼ c. à thé (1 ml)
Vanille	¼ c. à thé (1 ml)

Peler, dénoyauter et couper la pêche en morceaux. Couper les fraises en deux et ajouter à la pêche. Enlever la membrane de chaque section du pamplemousse. Couper en morceaux. Enlever la queue, le cœur et les pépins de la pomme sans la peler. Couper en morceaux. Ajouter au mélange de pêches et de fraises. Verser le jus de citron sur le mélange pour empêcher les pommes de brunir, puis ajouter l'essence de vanille et l'édulcorant hypocalorique. Laisser macérer cette salade de fruits quelques heures au réfrigérateur avant de servir.

Rendement par portion	
Glucides:	12 g = 3 unités
Gras:	traces
Protéines:	traces
Calories:	50

❖

Salade épicée aux poires

Donne 4 portions

Poires en moitié	2 boîtes
Vinaigre de vin rouge	1 c. à soupe (15 ml)
Cannelle en bâton	1
Clou de girofle	1
Laitue râpée	1 tasse (250 ml)
Mayonnaise faible en gras	1 c. à soupe (15 ml)

Combiner le jus des poires, le vinaigre, le bâton de cannelle et le clou de girofle. Porter à ébullition et cuire pendant 2 minutes. Verser le mélange chaud sur les poires et placer au réfrigérateur pour quelques heures. Disposer les poires sur la laitue. Combiner le jus et la mayonnaise et verser sur les poires.

Rendement par portion

Glucides:	25 g = 6 unités
Gras:	2 g = 0,5 unité
Protéines:	2 g
Calories:	115

❖

Aspic au poisson ou au poulet

Donne 4 portions

Gélatine sans saveur	1 enveloppe
Eau	¼ tasse (60 ml)
Jus de citron	2 c. à soupe (30 ml)
Moutarde sèche	1 c. à thé (5 ml)
Paprika	¼ c. à thé (1 ml)
Thon, chair de crabe ou poulet cuit	2 tasses (500 ml)
Céleri haché	1 tasse (250 ml)
Mayonnaise légère	¼ tasse (60 ml)
Sel au goût	

Saupoudrer la gélatine dans l'eau froide. Diluer au-dessus de l'eau chaude dans un bain-marie. Ajouter le citron et les assaisonnements. Quand la gélatine est partiellement prise, ajouter le poisson ou la volaille et le céleri. Y plier la mayonnaise, refroidir et servir avec une vinaigrette au concombre.

Rendement par portion	
Glucides:	3 g = 1 unité
Gras:	8 g = 1,5 unité
Protéines:	26 g
Calories:	188

❖

Aspic au poulet

Donne 4 portions

Gélatine sans saveur	1 sachet
Bouillon de poulet sans gras	1 tasse (250 ml)
Poulet cuit, en dés	2 tasses (500 ml)
Jus de citron	2 c. à soupe (30 ml)
Céleri haché	¼ tasse (60 ml)
Oignon émincé	1 c. à soupe (15 ml)
Sel au goût	
Persil	1 c. à thé (5 ml)

Saupoudrer la gélatine dans ½ tasse (125 ml) de bouillon de poulet. Faire mijoter à feu doux pour diluer la gélatine, ajouter le restant du bouillon. Refroidir pour que cela épaississe. Ajouter le restant des ingrédients au bouillon et verser dans un plat de 9 po x 5 po x 3 po (23 cm x 13 cm x 8 cm). Laisser refroidir.

Rendement par portion	
Glucides:	2 g = 0,5 unité
Gras	14 g = 3 unités
Protéines:	27 g
Calories:	251

❖

Aspic aux légumes

Donne 4 portions

Gélatine sans saveur	2 sachets
Eau bouillante	3 ½ tasses (875 ml)
Sel (facultatif) au goût	
Vinaigre blanc (facultatif)	1 c. à soupe (15 ml)
Jus de citron (facultatif)	1 c. à soupe (15 ml)
Haricots verts	2 ½ tasses (625 ml)
Chou-fleur en morceaux	½
Brocoli en morceaux	½
Céleri haché	½ tasse (125 ml)
Radis	6

Diluer la gélatine dans l'eau chaude. Ajouter le sel, le vinaigre, le citron et verser la moitié de la gélatine dans un plat. Refroidir jusqu'à ce que la gélatine soit prise un peu. Pendant ce temps, faire cuire les haricots dans l'eau bouillante dans une casserole, et le reste des légumes dans une autre casserole. Placer les haricots cuits dans la gélatine refroidie. Combiner le restant de la gélatine avec les autres légumes cuits et verser ce mélange sur le premier. Démouler et couper en carrés.

Rendement par portion	
Glucides:	14 g = 3,5 unités
Gras:	1 g
Protéines:	8 g
Calories:	87

❖

Croque-monsieur

Donne 1 portion

Pain de blé entier tranché, grillé	1 tranche
Moutarde	1 c. à thé (5 ml)
Jambon cuit	2 oz (60 g)
Fromage gruyère	2 c. à soupe (30 ml)
Poivron vert	1 tranche

Déposer le jambon sur le pain grillé et couvert de moutarde, puis placer par-dessus la tranche de fromage. Garnir d'une tranche de poivron vert. Placer au four, sous le gril, à 475 °F (250 °C) jusqu'à ce que le fromage soit fondu.

Rendement par portion	
Glucides:	14 g = 3,5 unités
Gras:	13 g = 2,5 unités
Protéines:	22 g
Calories:	261

❖

Croquettes de fromage

Donne 2 portions

Fromage cottage écrémé	½ tasse (125 ml)
Fromage cheddar écrémé, râpé	½ tasse (125 ml)
Fromage gruyère râpé	½ tasse (125 ml)
Chapelure de pain	⅓ tasse (80 ml)
Persil frais haché	1 c. à soupe (15 ml)
Échalotes hachées	2
Basilic	1 pincée
Moutarde en poudre	1 pincée
Œuf battu	1

Mélanger tous les ingrédients. Faire 4 croquettes et déposer sur une tôle à biscuits vaporisée d'un enduit antiadhésif genre Pam. Cuire au four à 375 °F (190 °C) pendant 10 minutes.

Rendement par portion	
Glucides:	18 g = 4,5 unités
Gras:	26 g = 5 unités
Protéines:	46 g
Calories:	502

Jambalaya
Donne 2 portions

Riz brun non cuit	¼ tasse (60 ml)
Bouillon de poulet sans gras	½ tasse (125 ml)
Oignon haché	¼ tasse (60 ml)
Pois verts congelés	¼ tasse (60 ml)
Tomates hachées	1 tasse (250 ml)
Ail haché	1 gousse
Thym	¼ c. à thé (1 ml)
Poivre noir	¼ c. à thé (1 ml)
Jambon en lanières	4 oz (120 g)
Crevettes cuites congelées	2 oz (60 g)
Persil frais haché	1 c. à thé (5 ml)

Cuire le riz 20 minutes dans le bouillon de poulet, selon la méthode indiquée sur l'emballage. Égoutter. Dans une poêle à cuisson sans gras, faire revenir l'oignon et les pois verts à feu moyen pendant 3 minutes. Ajouter les tomates, l'ail, le thym, le poivre, le jambon et le riz cuit. Mélanger. Déposer les crevettes sur le mélange et saupoudrer de persil. Couvrir et cuire au four à 350 °F (180 °C) pendant 10 minutes.

Rendement par portion	
Glucides:	34 g = 8,5 unités
Gras:	4 g = 1 unité
Protéines:	22 g
Calories:	255

❖

Moussaka
Donne 2 portions

Bœuf haché maigre	6 oz (180 g)
Aubergine pelée, tranchée	1 petite
Oignon tranché	½ tasse (125 ml)
Tomates	½ tasse (125 ml)
Persil frais haché	1 c. à soupe (15 ml)
Sel, poivre noir et origan au goût	

SAUCE

Lait, 2 %	1 tasse (250 ml)
Fromage mozzarella écrémé, râpé	¼ tasse (60 ml)
Fécule de maïs	1 c. à soupe (15 ml)
Eau froide	2 c. à soupe (30 ml)
Chapelure	2 c. à soupe (30 ml)
Œuf battu	1
Sel et poivre au goût	

Brunir la viande à feu moyen dans une poêle antiadhésive. Ajouter les légumes et les assaisonnements. Cuire à feu moyen pendant 5 minutes. SAUCE: Faire chauffer le lait et l'oignon jusqu'à ébullition. Ajouter la fécule de maïs délayée dans l'eau. Assaisonner et cuire en brassant jusqu'à épaississement. Couvrir de chapelure le fond d'un plat allant au four. Déposer la moitié du mélange d'aubergine et de viande, puis la moitié de la sauce. Répéter. Verser l'œuf battu sur le tout et garnir de fromage râpé. Cuire à 350 °F (180 °C) pendant 40 minutes.

Rendement par portion	
Glucides:	56 g = 9 unités
Gras:	26 g = 5 unités
Protéines:	40 g
Calories:	622

Muffin anglais au thon

Donne 1 portion

Muffin anglais grillé	½
Oignon	1 tranche
Thon en conserve	2 oz (60 g)
Luzerne	
Mayonnaise légère	1 c. à thé (5 ml)
Moutarde de Dijon	¼ c. à thé (1 ml)
Graines de céleri	¼ c. à thé (1 ml)
Fromage cheddar, 7 %, râpé	½ oz (15 g)

Déposer le muffin dans une assiette et garnir d'une tranche d'oignon. Mélanger tous les autres ingrédients dans un bol, sauf le fromage. Verser le mélange sur le muffin et garnir de fromage râpé. Gratiner au micro-ondes pendant 1 à 2 minutes à température moyenne-élevée (70 %). Servir.

Rendement par portion	
Glucides:	16 g = 4 unités
Gras:	6 g = 1 unité
Protéines:	23 g
Calories:	21

❖

Index des recettes

Les viandes

Agneau

Agneau à l'orange, 71.
Brochettes d'agneau au tandoor, 72.
Pain d'agneau, 73.

Bœuf

Bifteck à l'italienne, 73.
Bifteck à l'orientale, 74.
Bifteck au poivre, 74.
Bifteck au poivron, 75.
Bifteck Isabelle, 75.
Bifteck suisse, 76.
Bœuf à la cantonaise, 77.
Bœuf à la crème et aux champignons, 78.
Bœuf aux carottes, 79.
Bœuf aux légumes (1), 80.
Bœuf aux légumes (2), 81.
Bœuf aux tomates à la chinoise, 82.
Bœuf braisé aux carottes, 83.
Bœuf en lanières, 84.
Bœuf et légumes sautés, 85.
Bœuf haché aux fines herbes, 85.
Bœuf haché surprise, 86.
Bœuf Stroganoff, 87.
Boulettes de bœuf suédoises, 88.
Boulettes de viande chinoises, 89.
Brochette de bœuf, 90.
Brochette de bœuf haché, 91.
Burger à l'estragon, 91.
Burger de bœuf aux poivrons, 92.
Casserole campagnarde, 93.
Chaudronnée de bœuf et de tomates, 94.
Chop suey au bœuf, 95.
Chow mein au bœuf, 96.
Croquettes parisiennes, 97.
Cubes de bœuf à l'italienne, 98.
Demi-sandwich au bœuf, 98.
Goulache, 99.
Pain de viande à l'italienne, 100.
Pain de viande assaisonné, 101.

Foie

Brochette aux foies de poulet, 101.
Foies de poulet, 102.
Foies de poulet sautés, 102.
Foie de veau au basilic, 103.
Foie de veau au poireau, 103.
Foie de veau aux fines herbes, 104.
Foie de veau aux légumes, 105.
Foie de veau pékinois, 105.
Foie de veau grillé au poivron vert, 106.

Porc

Boulettes de porc aux tomates, 107.
Porc aigre-doux à l'ananas, 108.
Porc à l'ananas, 109.
Porc à l'oignon et aux pommes, 110.
Riz frit au porc, 111.
Roulades de jambon, 112.

Veau

Bifteck de veau au paprika, 113.
Blanquette de veau, 114.
Boulettes de veau à l'indienne, 115.

Brochette de veau, 116.
Burgers de veau au cerfeuil, 117.
Côtelette de veau bonne femme, 117.
Croquettes de veau, 118.
Escalopes de veau à la hongroise, 119.
Escalope de veau au paprika, 120.
Escalope de veau gratinée, 120.
Escalope de veau parmesan, 121.
Escalopes de veau piquantes, 121.
Fricadelles de veau, 122.
Veau à l'indienne, 123.
Veau aux carottes, 124.
Veau aux fines herbes, 124.
Veau braisé aux champignons, 125.

La volaille
Boulettes de dinde aux tomates, 126.
Brochette de poulet Teriyaki, 127.
Casserole de dinde, 128.
Casserole de dinde orientale, 129.
Chop suey au poulet, 129.
Coq à l'orange, 130.
Coq au vin, 131.
Cuisses de poulet, 132.
Poulet à la cantonaise, 133.
Poulet à la crème, 134.
Poulet à la mode, 135.
Poulet à la moutarde de Dijon, 136.
Poulet à la provençale, 136.
Poulet à l'espagnole, 137.
Poulet à l'estragon, 137.
Poulet à l'estragon et au vinaigre de vin, 138.
Poulet Alexandra, 139.
Poulet à l'orange, 140.
Poulet Ascar, 140.
Poulet au brocoli, 141.
Poulet au cari, 142.
Poulet au citron, 143.
Poulet au gingembre et aux pêches, 144.
Poulet au poivron, 145.
Poulet à l'autocuiseur, 145.
Poulet aux amandes, 146.
Poulet aux herbes, 147.
Poulet aux légumes, 148.
Poulet aux mandarines, 149.
Poulet aux pêches, 150.
Poulet aux pêches fraîches, 151.
Poulet aux pommes, 152.

Poulet au yogourt et aux champignons, 153.
Poulet basquaise, 154.
Poulet Brunswick, 155.
Poulet chasseur, 156.
Poulet divan, 156.
Poulet farci, 157.
Poulet gumbo, 157.
Poulet jardinière, 158.
Poulet Maria, 159.
Riz au poulet et aux fruits, 160.
Rôti de dinde aux fines herbes, 160.
Suprême de poulet, 161.

Les poissons et les fruits de mer
Aiglefin au céleri, 161.
Aiglefin bonne femme, 162.
Bouillabaisse gaspésienne, 163.
Brochette de fruits de mer (1), 164.
Brochette de fruits de mer (2), 165.
Cari de saumon au four, 166.
Casserole de sole à la tomate, 167.
Chaudrée du pêcheur, 168.
Coquille Saint-Jacques, version four traditionnel, 169.
Coquille Saint-Jacques, version micro-ondes, 170.
Darne de saumon à l'aneth, 171.
Filet de goberge roulé, 172.
Flétan à la paysanne, 173.
Flétan au citron, 173.
Morue à la portugaise, 174.
Morue aux légumes, 175.
Morue bergeronne, 176.
Morue pochée, sauce aux champignons, 176.
Pescado à la Naranja (flétan), 177.
Saumon au four, 177.
Saumon aux crevettes, 178.
Sole à la créole (1), 179.
Sole à la créole (2), 180.
Sole à l'orange, 180.
Sole à la provençale, 181.
Sole alsacienne, 181.
Sole au four, 182.
Sole aux palourdes, 183.
Sole dieppoise, 184.
Sole dijonnaire, 184.
Sole Doria, 185.
Sole en verdure, 186.

Sole gratinée, 187.
Sole marinière, 188.
Sole niçoise, 188.
Thon à la mode de Provence, 189.
Thon à la provençale, 190.
Thon et concombre, 191.

Les légumes

Aubergines, courgettes et poivrons
Aubergine en salade, 191.
Aubergines farcies, 192.
Aubergine en marinade, 192.
Courgettes à l'aneth, 193.
Courgettes au cheddar, 193.
Courgettes épicées, 194.
Courgettes farcies, 194.
Courgettes farcies aux œufs, 195.
Courgette milanaise, 196.
Poivron farci au bœuf, version four traditionnel, 197.
Poivron farci au bœuf, version micro-ondes, 198.
Poivrons farcis au fromage, 199.
Poivron farci au thon, 199.
Poivrons grillés, 200.

Épinards
Épinards au citron, 200.
Épinards au four, 201.
Épinards en casserole, 201.
Soufflé aux épinards, 202.

Champignons
Bouchées de champignons, 202.
Champignons florentins, 203.
Délice aux champignons, 204.

Chou, chou-fleur et brocoli
Brocoli ou chou-fleur en sauce tomate, 205.
Chou, 205.
Chou farci, 206.
Chou-fleur et artichaut, 206.
Chou rouge succulent, 207.
Chou sauté, 207.

Haricots et fèves
Fèves germées et riz italien, 208.
Fèves germées, luzerne et épinards, 208.
Haricots verts à la moutarde, 209.
Haricots verts à la moutarde de Dijon, 209.

Haricots verts au bouillon de poulet, 210.

Tomates
Tomate farcie au thon, 210.
Tomate grillée, 211.
Tomates super, 211.

Légumes variés
Concombre farci, 212.
Fricassée, 213.
Gaspacho, 213.
Gélatine jardinière, 214.
Légumes du jardin au four, 214.
Mélange de légumes cuits au four, 215.
Pain au riz et aux carottes, 215.
Pain aux pois chiches, 216.
Ratatouille niçoise, 217.
Soupe suprême, 218.

Les trempettes

Trempette à la crème sure, 218.
Trempette au fromage, 219.

Les salades

Salade aux œufs, 219.
Salade aux œufs et aux légumes, 220.
Salade chaude de saumon et de chou, 221.
Salade d'asperges, 222.
Salade de concombre, 222.
Salade de courgettes, 223.
Salade de crabe, 223.
Salade de crabe aux pommes, 224.
Salade de crevettes, 225.
Salade de dinde ou de poulet, 225.
Salade d'épinards, 226.
Salade d'épinards à la mode César, 226.
Salade d'épinards à l'aneth, 227.
Salade de fèves germées, 227.
Salade de fèves germées et d'épinards, 228.
Salade de poulet, 228.
Salade de poulet et de courgette, 229.
Salade de poulet et d'œuf, 229.
Salade estivale, 230.
Salade hawaïenne, 230.
Salade perfection, 231.
Salade printanière, 232.

Les pâtes

Cannelloni au bœuf, 233.
Gratin de macaroni au bœuf, 234.
Manicotti au saumon en sauce, 235.
Spaghetti minceur, 236.
Boucles au fromage, 237.

Les œufs et les omelettes

Œufs brouillés à l'échalote, 238.
Œufs brouillés aux légumes, 238.
Œuf poché à la florentine, 239.
Œufs pochés aux tomates, 240.
Omelette à la courgette et au jambon,
    241.
Omelette à l'espagnole, 242.
Omelette au basilic, 243.
Omelette au fromage et aux
    champignons, 244.
Omelette aux champignons et aux
    asperges, 245.
Omelette aux courgettes, 246.
Omelette aux fines herbes, 246.
Omelette aux herbes, 247.
Omelette espagnole, 247.
Omelette printanière, 248.

Les quiches

Quiche à la dinde, 249.
Quiche au brocoli et au fromage, 250.
Quiche aux asperges, 251.
Quiche aux légumes, version four
    traditionnel, 252.
Quiche aux légumes, version
    micro-ondes, 253.
Quiche aux fruits de mer, 254.
Quiche traditionnelle, 255.

Les desserts

Boisson au chocolat, 255.
Mousse aux fraises, 256.
Pomme pochée, 257.
Salade de fruits, 257.
Salade de fruits frais, 258.
Salade épicée aux poires, 259.

Divers

Aspic au poisson ou au poulet, 260.
Aspic au poulet, 261.
Aspic aux légumes, 262.
Croque-monsieur, 263.
Croquettes de fromage, 263.
Jambalaya, 264.
Moussaka, 265.
Muffin anglais au thon, 266.

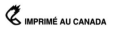 IMPRIMÉ AU CANADA